Approches de Counterstrain en Médecine Manipulative Ostéopathique

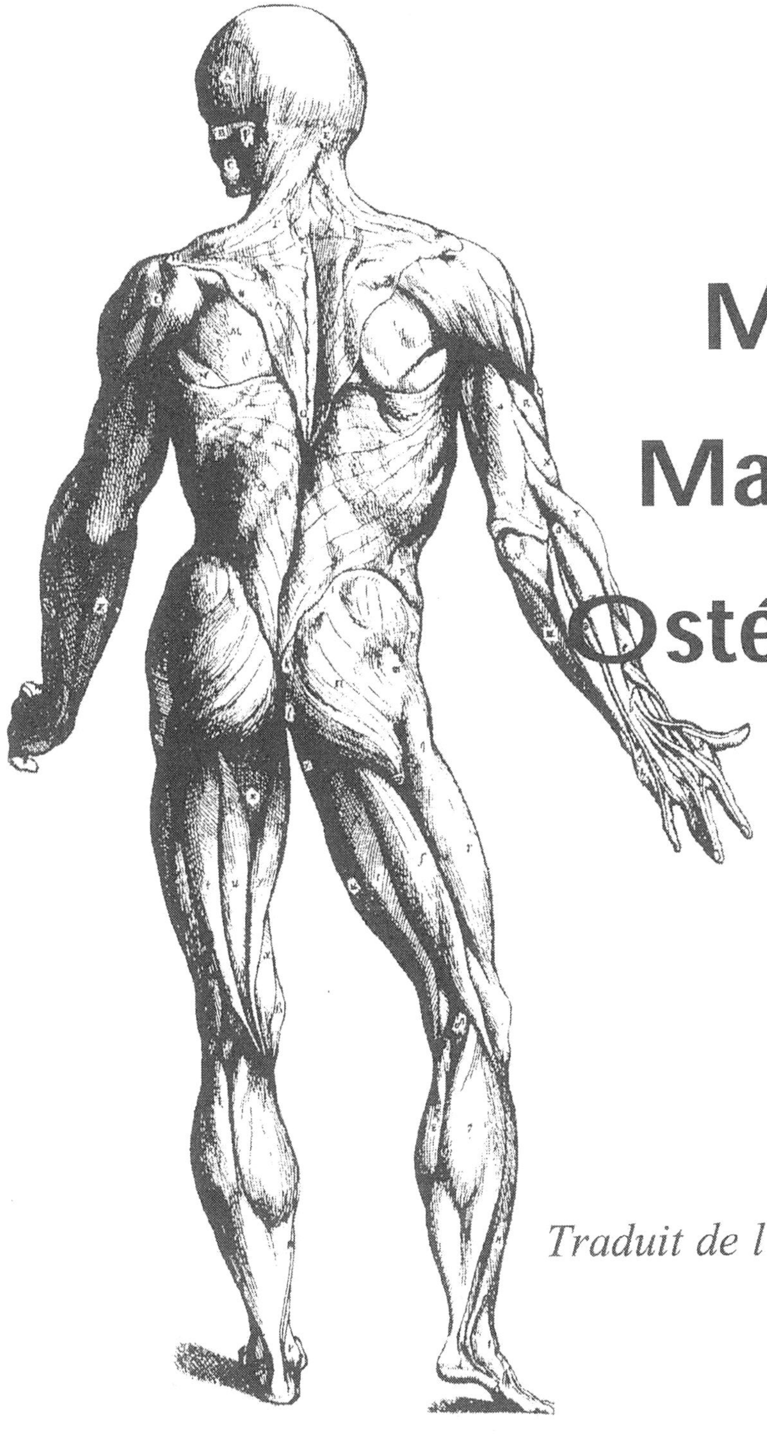

Harry D. Friedman, D.O
Wolfgang G. Gilliar, D.O.
Jerel H. Glassman, D.O.

Traduit de l'américain
par R.Baecher

LES COLLECTIONS DE LA SFIMMS
EN MEDECINE
NEURO-MUSCULO-SQUELETTIQUE

APPROCHES DE COUNTERSTRAIN

EN MEDECINE MANIPULATIVE OSTEOPATHIQUE

Harry D. Friedman, D.O.
Wolfgang G. Gilliar, D.O.
Jerel H. Glassman, D.O.

TRADUCTION FRANCAISE : Roger Baecher,M.D.

Publication: SFIMMS Press

San Francisco International Manual Medicine Society

SFIMMS.com
admin@sfimms.com

Photography by Wolfgang G. Gilliar DO
Illustrations, editing and technical assistance by Eric Shilland

Première Edition

Library of Congress Card Catalog Number 00-131504
ISBN 978-0-9701841-4-6

San Francisco International Manual Medicine Society

La San Francisco International Manual Medicine Society (SFIMMS) est une association de médecins et de professionnels de santé fondée en 1995 pour établir des standards educationnels et une pratique de haut niveau dans le champ de la médecine manuelle.

Les cours de la Société sont déstinés à fournir aux professionnels de la santé des bases solides en médecine manuelle. Les cours sont proposés selon des niveaux basique, intermédiaire et perfectionné, à l'aide de manuels et de cours appropriés. Le schema d'enseignement utilise une variété d'approches incluant: un enseignement didactique, une présentation étape par étape, des polycopiés de travaux pratiques et de résolution de cas cliniques.Ces programmes éducatifs de haut niveau facilitent l'acquisition d'une habilité palpatoire et la résolution de problèmes cliniques ,utilisant un enseignant par petit groupe d'élèves par une méthode directe et pratique.

Membres Fondateurs

Wolfgang G. Gilliar, DO (à droite)

Dr. Gilliar exerce en pratique privée à San Mateo, CA. Il est diplômé en Médecine Physique et Rééducation, et en Médecine Manipulative Ostéopathique. Il est Professeur -Assistant au Michigan State University College of Osteopathic Medicine. Il est également éditeur et co-auteur de plusieurs publications scientifiques en Médecine Manuelle. Dr. Gilliar participe activement en tant qu'enseignant et conférencier au niveau national et international. Il est impliqué dans la recherche concernant les mécanismes neurophysiologiques et leurs applications à la médecine manuelle et à son enseignement,ainsi qu'au développement de paramètres pratiques.

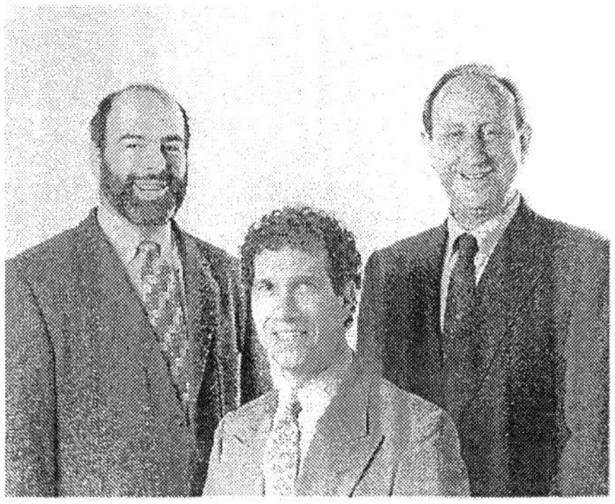

Harry D. Friedman, DO (à gauche)

Dr Friedman exerce en pratique privée à Corte Madera, CA. Il est diplômé en Médecine Générale et en Médecine Manipulative Ostéopathique. Il est Professeur -assistant au Michigan State University College of Osteopathic Medicine et à la Faculté de Touro University College of Osteopathic Medicine.

Dr. Friedman a participé à divers travaux de recherche concernant l'uniformisation de la documentation ostéopathique. Il est l'auteur d'un chapitre dans l'ouvrage Foundations of Osteopathic Medicine et est co-auteur de Functional Methods. Dr. Friedman est un enseignant et un conférencier actif aux USA et à l'étranger, et participe à l'élaboration des programmes de développement à la Faculté de médecine pour l' American Academy of Family Physicians.

Jerel H. Glassman, MPH, DO (au milieu)

Dr. Glassman est un des médecins directeurs au St. Mary's Spine Center à San Francisco, CA. Il est diplômé en Médecine Physique et Rééducation, et en Médecine Manipulative Ostéopathique. Il est Professeur -Assistant au Michigan State University College of Osteopathic Medicine ainsi qu'à Touro University College of Osteopathic Medicine.Il est également instructeur clinique à Stanford University Medical School. Dr. Glassman donne fréquemment des conférences à de nombreux congrès nationaux, incluant l'American Academy of Physical Medicine and Rehabilitation, l'American Back Society, la California Medical Association l' American Osteopathic Association parmi d'autres. De par ses activités d'enseignant et de clinicien il a oeuvré à l'intégration de la médecine manuelle dans le modèle rééducatif multi-disciplinaire.

PREFACE

L'idée de réaliser ce manuel et les autres de la collection de la SFIMMS en Médecine neuro-musculo-squelettique nous est venue de nos étudiants et de leur désir d'un enseignement d'excellence.Un enseignement de qualité requiert un niveau de clarté et d'exactitude qui reflète la complexité du sujet mais qui permet aussi une compréhension à différents niveaux: la conception, la perception et la pratique.

Cette matière et le format dans laquelle elle est présentée ont été développées pour faciliter la compréhension en Médecine Manipulative Ostéopathique qui englobe son aspect philosophique, scientifique et ses applications cliniques pratiques.En écrivant ce livre les auteurs n'ont pas eu l'intention d'en faire une éducation ostéopathique en soi.Nous pensons au contraire qu'un tel apprentissage nécessite une étude longue,une supervision et une expérience clinique et ne peut être acquis par la simple lecture de ce livre ou d'autres.Nous mettons le lecteur en garde contre une utilisation non-professionnelle de ce livre dont l'objectif est de réaliser un complément d'enseignement en médecine neuro-musculo-squelettique enassocié à une éducation scientifique dans les arts de guérirL'étude indépendante de ce manuel d'approche en l'absence de bases et de supervision va à l'encontre des recommandations et de voeux expres des auteurs.

Nous avons été d'emblée impressionnés par l'efficacité de la méthode du Docteur Jones.Ce n'est que pure beauté combinée à l'énergie sans limites de son inventeur qui nous ont séduit d'emblée dans cette approche. Comme pour toutes les techniques ostéopathiques la solution aux problèmes des patients repose sur un diagnostic précis.Le système proposé par le Dr. Jones offre justement une telle precision.

Nous voulons remercier nos maîtres,les Drs Lawrence Jones, DO, FAAO et Harold Schwartz, DO, FAAO pour leur inspiration et leur instruction. Nos mentors au Michigan State University College of Osteopathic Medicine, ainsi que tous les collègues et enseignants qui nous ont aidés à acquérir notre approche ostéopathique. Nous voudrions remercier particulièrement nos épouses Denise, Barbara, et Beth pour l'appui dans nos enseignements et nos écrits. Et Eric Shilland pour les nombreuses heures de son assistance informatique.

Contents

Note au sujet de la disposition et la nomenclature de ce manuel de Counterstrain

Ce manuel a été conçu pour servir à la fois de texte d'enseignement et de référence rapide aux traitements de Counterstrain.La disposition générale de ce manuel inclut 4 parties pour chaque traitement : un schema indiquant la localisation du tender point,une photo illustrant la position de traitement, une description approfondie du tender point et de son traitement, et un graphe indiquant instantanément quelles positions de traitement permettent d'obtenir la position d'aise du tender point.Un exemple de traitement est décrit ci-dessous:

Description du traitement

schema de localisation du TP

Acromio-claviculaire Postérieure (ACP)

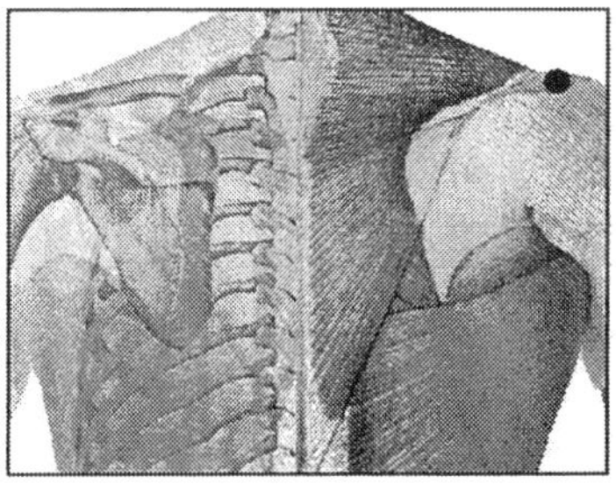

Tender Pt. Face postéro-latérale et supérieure de l'acromion,

Traitement Patient en procubitus. L' Opérateur exerce une traction sur le bras à partir du poignet.
Extension- légère
Adduction- légère
Traction- marquée

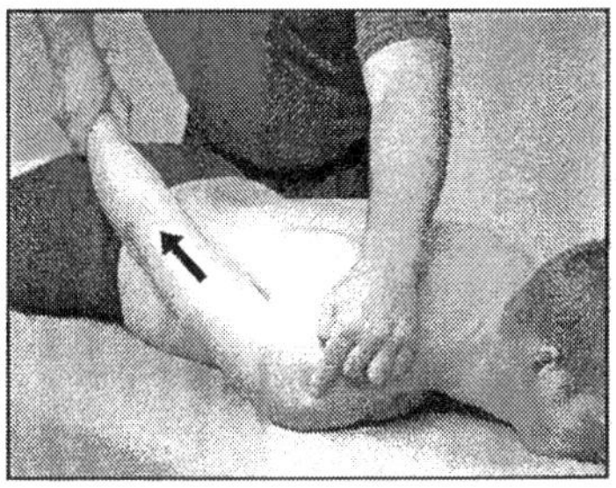

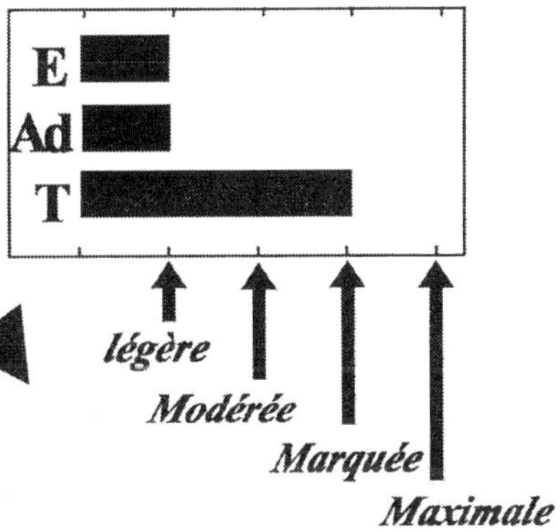

Graphe de Traitement

Position de traitement

Les schemas de traitement se proposent de fournir une référence rapide pour les positions de traitement des tender points les plus adéquates.L'ajustement fin de ces mouvements est adapté selon le patient.Chaque barre indique une composante de mouvementdont la longueur indique la quantité relative de force nécessaire. Les abréviations suivantes sont utilisées dans ces schemas:

E = Extension
F = Flexion

C= Compression
T = Traction
Ri = Rotation interne
Re = Rotation externe
Ra = Rotation à l'opposé
Rt = Rotation vers le point

St = Latéroflexion vers le point
Sa = Latéroflexion à l'opposé du point
In = Inversion
Ev = Eversion
Su = Supination
Pr = Pronation
Ab = Abduction
Ad = Adduction

Tous les tender points présents dans ce manuel sont démontrés du **côté droit** du patient .

Introduction à Counterstrain

Historique de Counterstrain

Historiquement, la médecine ostéopathique se polarise traditionnellement sur la malposition d'un os par rapport à un autre. Les techniques destinées à surmonter cette restriction articulaire ont appliqué des forces principalement "directes" pour remettre l'articulation à une place appropriée. Cette structure conceptuelle est née de l'idée d'une articulation en restriction ou "en blocage". La douleur et ses mouvements associés limités sont le résultat d'une restriction dans le mécanisme articulaire. La fonction articulaire est dérangée par des rencontres répétées avec cette restriction et l'usure incorrecte sur les composants articulaires, comprenant les disques, peut s'ensuivre. Les approches de traitement se sont concentrées autour de la suppression de cette restriction articulaire et ainsi la terminologie familière de faire"craquer" les articulations et "le craquement" ainsi que les techniques de manipulation sont apparues.

Les méthodes indirectes ont vécu une histoire moins illustre, bien qu'étonnamment plus longue. Conceptuellement, ces techniques ont défié toute tentative d'explication par des relations osseuses positionnelles et des restrictions articulaires. Dans un premier texte ostéopathique utilisé à l'université de Médecine Ostéopathique de Kirksville, en 1915, la technique indirecte a été décrite comme la plus ancienne des deux approches. Les techniques indirectes ont été décrites comme une méthode de traction pour détendre les tissus d'une articulation en exagérant les forces ou des mouvements que produisent la lésion. Lippincott a décrit une approche semblable en 1949 en analysant la technique de William G. Sutherland :

> "L'articulation est portée dans la direction de la lésion, exagérant la position de lésion autant que nécessaire pour créer une tension des éléments affaiblis de la structure ligamentaire égale à -ou légèrement supérieure à- la tension des tissus qui n'ont pas été tendus. C'est le point d'équilibre de tension. Quand la tension est correctement équilibrée, la coopération respiratoire ou musculaire du patient est employée pour surmonter la résistance du système de défense du corps à la résolution de la lésion."

La terminologie pour ce type de procédure est communément désignée comme technique "équilibre-maintien".

Les descriptions de techniques indirectes ont défié le concept alors en vogue d'une articulation en restriction caractérisée par les tissus mous entourant l'articulation. Hoover et Bowles, promoteurs du développement des techniques fonctionnelles indirectes, ont caractérisé les tissus mous non selon leurs restrictions, mais selon leurs réponses aux mouvements synchrones d'aise ou de contrainte (c'est-à-dire, une direction répond par une tension diminuante – l'aise, la direction opposée avec une tension croissante – la contrainte). Cette information de réponse guide la technique dans le sens de la relaxation des tissus mous ou direction d'aise.

Le concept indirect s'adresse à un système mobile plus grand dans lequel l'articulation et ses tissus environnants forment une unité, c'est-à-dire, l'appareil moteur. La fonction motrice, alors, est un jeu unique de comportements organisés en réponse aux demandes placées dans le système entier. Dans ce système se trouvent des réflexes segmentaires qui influencent le fonctionnement du système en entier.

Théorie de Counterstrain

Lawrence Jones, DO, au début des années 1960, a développé une méthode indirecte qu'il a appelé relâchement spontané par positionnement, rebaptisée plus tard counterstrain. Il affirma que la tension des tissus au niveau d'une articulation forcée n'intervient pas pour empêcher le mouvement dans la position de tension, mais pour résister au mouvement à l'opposé de la position de tension. Il enseignait que même les contraintes les plus sévères toléraient d'être remises à la position de départ, et seulement dans cette position.

Jones a fait sa "découverte" tout à fait par accident en essayant d'offrir un soulagement symptomatique à un patient éprouvé par un échec de traitement. Après avoir souffert pendant quatre mois d'une lombalgie basse qui empêchait le patient de se tenir droit, Jones essaya de l'aider à trouver une position de confort pour pouvoir dormir. En soutenant le patient avec des oreillers, Jones aida l'homme à trouver une position exempte de douleur par une flexion maximale coxo-fémorale. Après 20 minutes, le patient était toujours sans douleur et quand Jones l'aida à se lever de la table, il était capable de se tenir droit pour la première fois depuis quatre mois. Jones était tellement étonné de la résolution rapide de ce cas rebelle qu'il était déterminé à comprendre ce qui était arrivé.

Jones repris l'expérimentation des positions de confort et remarqua les succès fréquents de ce traitement. Il était capable de trouver et soulager des points douloureux dans les muscles qui étaient en spasme; cependant, quelques patients revenaient avec le même problème qu'il avait traité précédemment. Après avoir traité avec succès une douleur de l'aine en localisant un point douloureux au niveau du pelvis antérieur, Jones commenca à rechercher des points sur la face antérieure des patients qui avaient présenté des spasmes chroniques persistants paravertébraux. Sa recherche fut de nouveau couronnée de succès alors qu'il trouvait souvent le spasme et les points douloureux dans les muscles antagonistes à ceux qui étaient douloureux. Comme Jones travaillait sur ces concepts il réussit brillamment à établir le lien entre la mécanique articulaire et les insertions des muscles. Il affina l'approche ostéopathique de la dysfonction segmentaire somatique en prenant en compte ces rapports antérieurs et postérieurs.

Quand survient une contrainte traumatique, les tissus d'une articulation sont tendus (par exemple le Muscle A) tandis que les tissus antagonistes sont raccourcis (par exemple le Muscle B). Lorsqu'il est tendu, le muscle A augmente ses réactions de rétrocontrôle proprioceptives pour le protéger d'une distension. Le muscle B, son antagoniste, a besoin de peu de réactions de rétrocontrôle protectrices proprioceptives dans son état raccourci. (Voir figure 1 et 2). Le muscle A réagit à cette soudaine tension par une contraction réflexe , vraisemblablement dans une réponse protectrice. Le muscle B sera alors soudainement tendu par la contraction réflexe du muscle A. (Voir la figure 3). Dans un état de silence relatif proprioceptif, l'étirement brutal du muscle B déclenchera une forte hausse des signaux de réactions de rétrocontrôle proprioceptives, enregistrant un étirement musculaire, bien qu'aucun étirement ne se soit produit. (Le Muscle B est en réalité à de sa longueur de repos normale.) Le muscle B réagit à ce changement soudain de la production proprioceptive comme il le ferait lors d'un étirement réel : il se contracte par effet réflexe . (Voir la figure 4). À cause de l'augmentation soudaine de l'activité fusoriale du Muscle, ce qui était précédemment sa longueur de repos et son tonus de repos est maintenant le siège d'un tonus augmenté dans un état de contraction. Le muscle A se remet de sa contraction réflexe et de sa contrainte, mais devient inhibé et douloureux en raison de la contretension non résolue dans le Muscle B. Le tonus augmenté du muscle B est alors supposé mener à des perturbations myofasciales et neurovasculaires décrites cliniquement comme "un Tender point ".

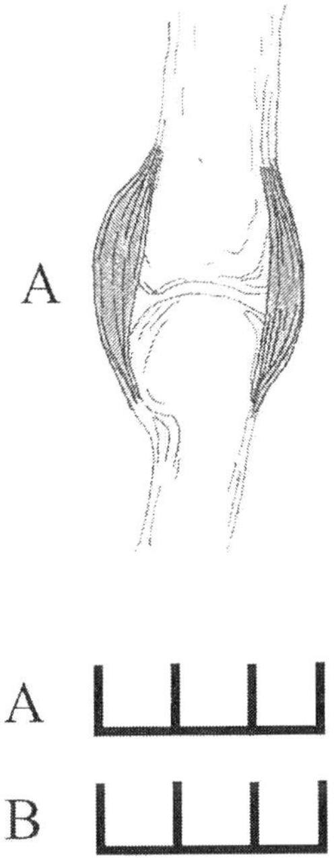

Figure 1: Tonus de base normal

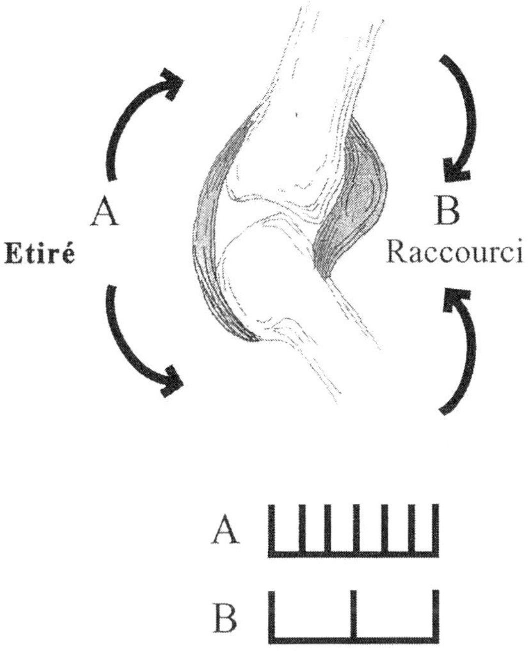

Figure 2: Contrainte

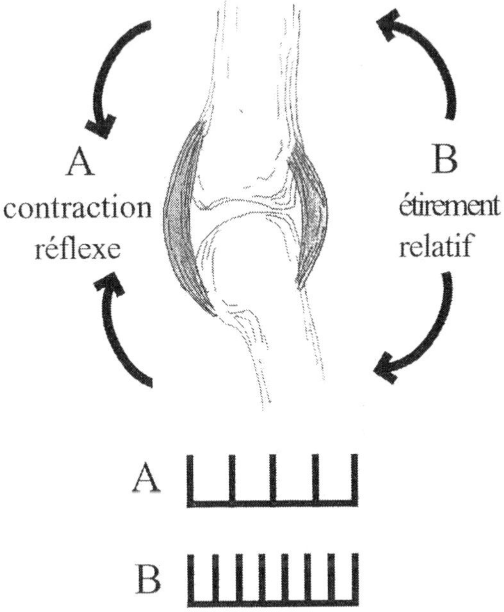

Figure 3: Counterstrain

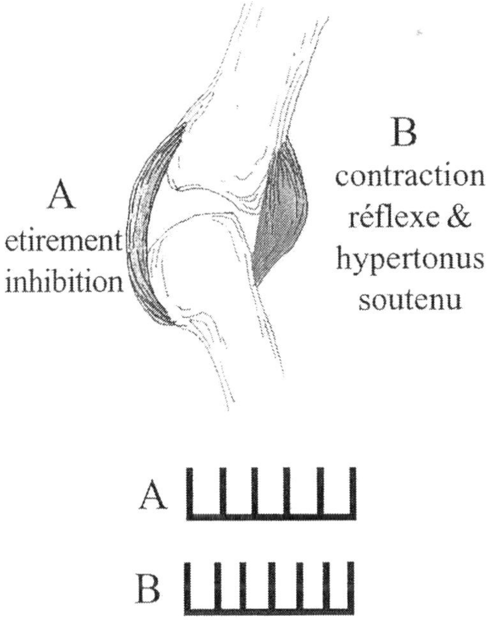

Figure 4: Tonus de repos dysfonctionnel

Définition de Counterstrain

Counterstrain est une technique manipulative indirecte dans laquelle la sensibilité d'un point douloureux est amendée par la mise en position du patient vers une zone de confort située à l'opposé de la barrière de restriction. Une position de tension douce mais asymptomatique est reproduite, qui après un temps donné réduit la dysfonction somatique et ses perturbations associées réflexes.

Le tender point de Counterstrain n'est pas le même que le Trigger point ou zone gâchette myofasciale, comme l'ont décrit Travell et Simon. La zone gâchette myofasciale répond à un modèle de douleur caractéristique qui rayonne loin de la zone gâchette. Le Tender point est uniquement le reflet de la sensibilité locale. Les Tender points correspondent en outre aux dysfonctionnements somatiques d'un niveau intervertébral ou d'une articulation d'un membre ou d'un complexe de tissus mous associés, où le traumatisme réel était sensé se produire. Les points gâchette myofasciaux ont une physiopathologie locale indépendante des articulations et des tissus mous avoisinants. Les approches de traitement diffèrent aussi ; dans Counterstrain la dysfonction somatique est traitée en raccourcissant des muscles hypertoniques, tandis que des zones gâchette myofasciales exigent souvent des injections, des étirements et des vaporisateurs refroidissants ou d'autres techniques.

Méthode de Traitement de Counterstrain

1. Découverte du Tender point. Les Tender points sont associés à des zones de dysfonctionnement somatique, comme mentionné plus tôt. En exécutant un bilan musculo-squelettique, il est possible d'identifier des zones posant problème et des Tender points s'y référant. Souvent, l'histoire du patient expliquant le mécanisme de la lésion ne permettra pas de faire la lumière sur l'emplacement de forces dysfonctionnelles impactant le corps. Le patient devra être positionné d'une façon particulière pour indiquer la direction de forces et la position du traumatisme initial que le patient protège malgré lui.

L'utilisation de la pulpe des doigts pour localiser les Tender points est préférable à l'utilisation de la pointe des doigts. Ces Tender points sont tendus, souvent gonflés et de temps en temps nodulaires, mettant à jour la sensibilité avec juste un léger appui au centre de la zone sensible

2.Établir l'évaluation de la sensibilité . La sensibilité est une réponse subjective à la stimulation de nocicepteur, dont la perception peut varier d'un patient à l'autre. Dans la plupart des cas, le Tender point sera tout à fait sensible à la pression; cependant, l'expérience dira souvent au praticien que le Tender point est cliniquement approprié, même si le patient a un manque relatif de sensibilité. Dans l'un ou l'autre cas, on doit demander au patient si le point est sensible. Ensuite, la sensibilité doit être étalonnée comme douce, modérée, ou intense. Le fait d'appuyer plusieurs fois sur le Tender point est utile pour familiariser le patient avec le caractère le plus précis de la douleur mise à jour. Chaque fois que le Tender point est palpé, l'opérateur doit maintenir la pression pendant seulement une à deux secondes puis la pression sur le Tender point est relâchée. Ne maintenez jamais la pression continuellement sur le Tender point. Indépendamment de l'intensité de la sensibilité, n'oubliez pas que pour le patient cette sensibilité est une réalité .

3. Réduire la sensibilité en plaçant le patient dans une position de confort maximal. La position de confort maximal du patient est définie par la position dans laquelle la sensibilité du Tender point est réduite au maximum dans son intensité. Idéalement, cela doit être au moins la réduction de 70 % de la sensibilité pour être une position thérapeutique de confort. La position de confort maximal pour le patient est d'habitude identique à la position initiale au moment du traumatisme qui a causé le dysfonctionnement.

Il est souvent utile de commencer le traitement avec le patient dans une position qui simule la position du traumatisme. Vérifiez le Tender point pour la réduction de la douleur et ensuite effectuez un ajustement fin jusqu' à la position de confort maximal. Plus la perception douloureuse diminue, plus efficace est le traitement.

Maintenez le contact léger sur le Tender point tout au long de la procédure pour vérifier le tender point, si nécessaire et ré vérifier le même point après le traitement. En outre, les changements du Tender point seront évidents aux diverses étapes du traitement. Au début, en trouvant la position de confort maximal du patient, la tension dans le Tender point se relâchera et à la fin du traitement, quand la dysfonction somatique s'amende, on pourra percevoir une sensation de battement au niveau du Tender point. Ces pulsations signent la fin de la procédure de traitement et arrivent d'habitude après environ 90 secondes.

4. Tenir la position de confort maximal patient pendant 90 secondes. Pendant ce temps, le patient (et l'opérateur) doit être détendu. Souvent les patients doivent être rappelés plusieurs fois pour relâcher la tension sous jacente dans les secteurs traités.

Chaque traitement peut être effectué avec des positions d'opérateur différentes pour accomplir la même position de confort pour le patient. L'acquisition d'approches multiples à n'importe quelle technique donnée aidera l'opérateur à trouver une position optimale de confort qui s'adapte à la situation du patient.

5. Remettre lentement le patient à une position neutre. Après la résolution du Tender point (approximativement en 90 secondes), remettez le patient dans une position neutre sans aucune participation active du patient. L'opérateur doit demander au patient de rester complètement détendu tandis que l'opérateur ramène lentement le patient (passivement) vers la position neutre. Tout effort du patient influencera négativement le bénéfice du traitement. Si le patient a une réaction de défense, l'opérateur doit interrompre le mouvement de retour et attendre que le patient se détende avant de poursuivre à nouveau le déplacement.

6. Ré évaluer le Tender point . Une fois que le patient est revenu à une position de repos neutre, l'opérateur ré évaluera le Tender point. Le patient doit être capable d'évaluer la réduction de sensibilité en pourcentage par rapport à la situation initiale. Une réduction de 30% doit être considérée comme insuffisante. Tous les éléments de la dysfonction somatique associée au Tender point doivent aussi montrer des signes d'amélioration, incluant la relaxation musculo-ligamentaire, le recalibrage de la cellule fusoriale et du motoneurone , la vasodilatation et l'élimination des métabolites. (Pour plus d'informations ,voir les corrélations cliniques des méthodes de traitement de counterstrain.)

Résumé de la Méthode de Traitement de Counterstrain

1. Trouver le Tender point.
2. Établir le niveau de base de la sensibilité.
3. Réduire la sensibilité en plaçant le patient dans une position de confort maximal.
4. Maintenir la position de confort maximal du patient pendant 90 secondes.
5. Remettre lentement le patient vers une position neutre.
6. Ré-évaluer le Tender point.

Considérations cliniques

Le protocole de traitement pour chaque Tender point est seulement un point de départ; l'ajustement fin est toujours nécessaire pour individualiser la réponse du patient. Pour un faible pourcentage de patients, le protocole de traitement n'aboutira pas à une réduction thérapeutique du Tender point. Dans ces cas, le protocole doit être changé complètement pour essayer d'obtenir des résultats thérapeutiques. En commençant avec la rotation ou la latéroflexion, la position opposée est alors introduite. Si on recommande la latéroflexion droite dans un protocole, alors la latéroflexion gauche doit être employée. Si la latéroflexion et la rotation ne sont pas suffisantes, changer la direction entre la flexion et l'extension.

Une autre situation peut aussi interférer avec la réponse thérapeutique désirée. Le Tender point récalcitrant peut être une réponse secondaire à un Tender point plus primaire placé ailleurs. Souvent, les points antérieurs et postérieurs du même segment ont de telles relations primaires-secondaires. Placer et traiter ces Tender points intriqués peut aboutir à un résultat thérapeutique plus favorable.

Fréquemment, des dysfonctions somatiques associées aux Tender points réapparaîtront quand un patient reprend des activités normales trop tôt, ou si le même traumatisme initial se reproduit, le patient étant à ce moment plus vulnérable à une répétition du traumatisme original.

Pour réduire le spasme et aider le patient à retrouver des réponses motrices optimales, on peut suggérer au patient de reproduire les positions de traitement à son domicile. Une fois qu'un Tender point significatif a été traité, les patients peuvent être conseillés pour se placer de la même façon à la maison avec l'utilisation d'oreillers, de divans, de chaises, de lits, etc. L'aide par un conjoint ou un membre de la famille est souvent utile pour mettre le patient dans de telles positions de confort maximal à la maison. Les mises en garde doivent être nécessaires pour la reprise de la position de confort maximal, le traumatisme initial pouvant se reproduire à la suite d'un trop grand effort du patient. Le repositionnement à domicile doit être réservé alors uniquement pour les récidives.

Tender Points cervicaux antérieurs

Les tender points antérieurs cervicaux sont typiquement localisés sur la face antéro-externe des masses latérales.Il existe des localisations atypiques pour les 1er, 7ème et 8èmes tender pointsantérieurs cervicaux.Les tender points antérieurs nécessitent classiquement de la flexion, de la rotation et de la latéroflexion opposée au tender point.AC7 peut necessiter de la latéroflexion vers le tender point. Le tender point AC3 peut necessiter de l'extension.

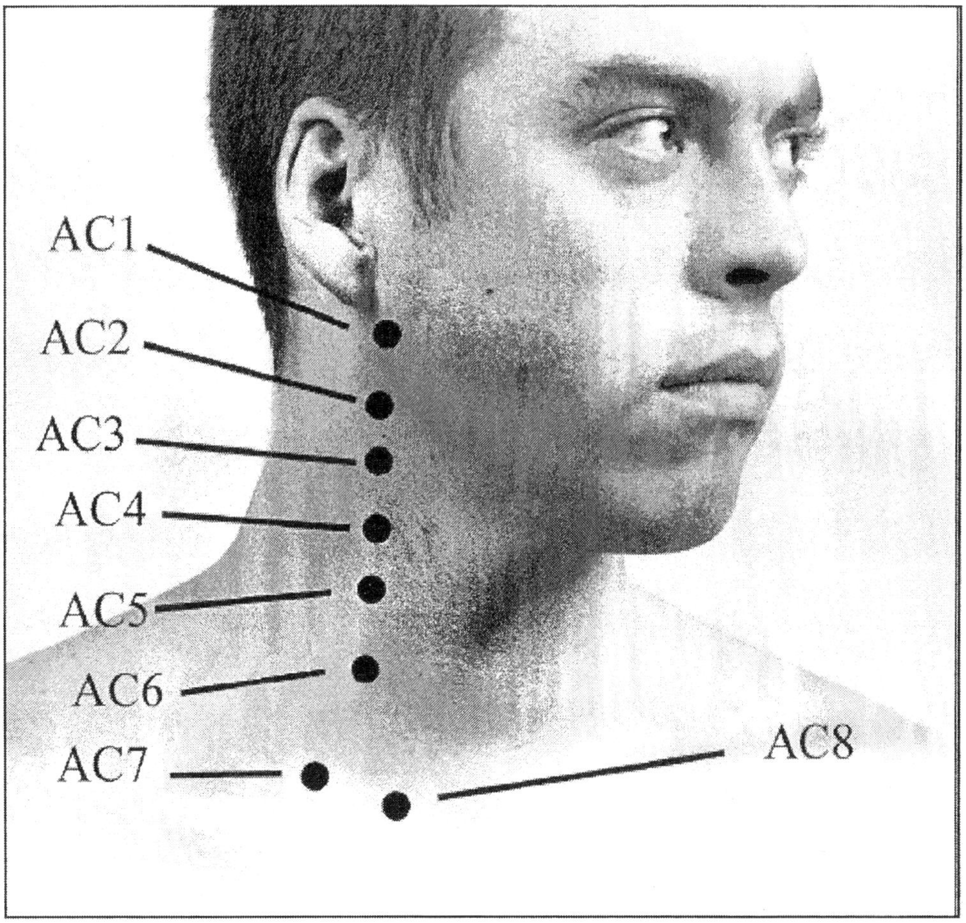

AC1

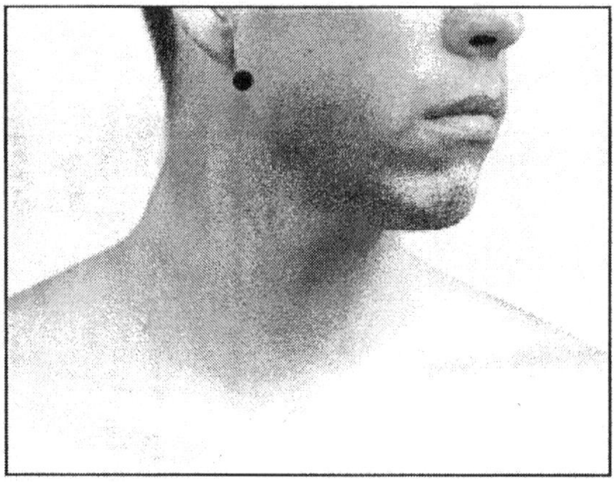

Tender Pt. Face postérieure de la branche montante de la mandibule.
Aborder le TP par voie postérieure.

Traitement Patient en decubitus.
Flexion ou extension- faible ou nulle
Latéroflexion opposée légère
Rotation controlatérale marquée.La tête du patient repose sur la main del'opérateur.L'opérateur peut éventuellement appliquer une pression sur le côté de la tête du patient avec son autre main,majorant la latéroflexion opposée.(dans la table)

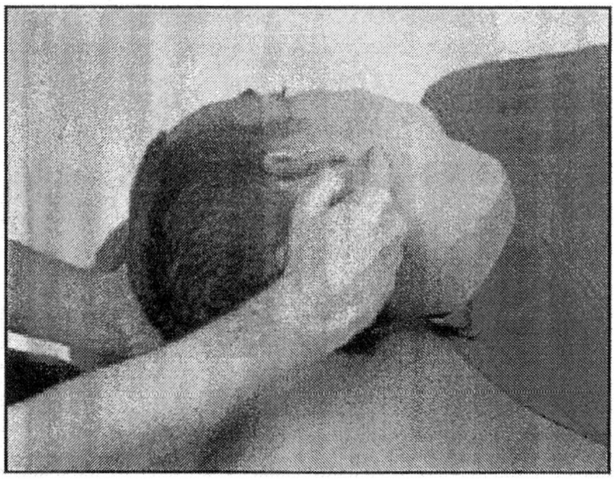

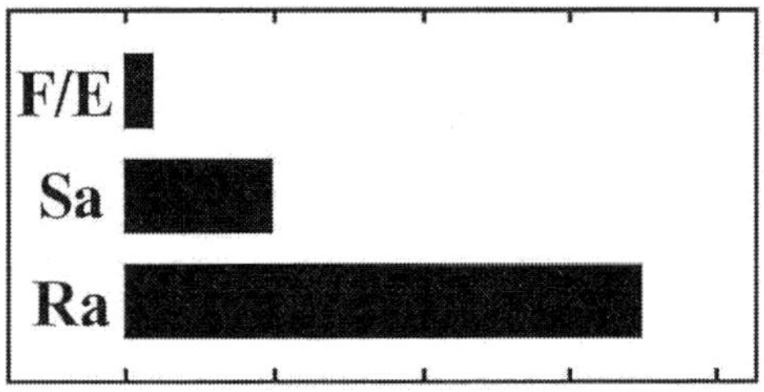

AC 2,4-6

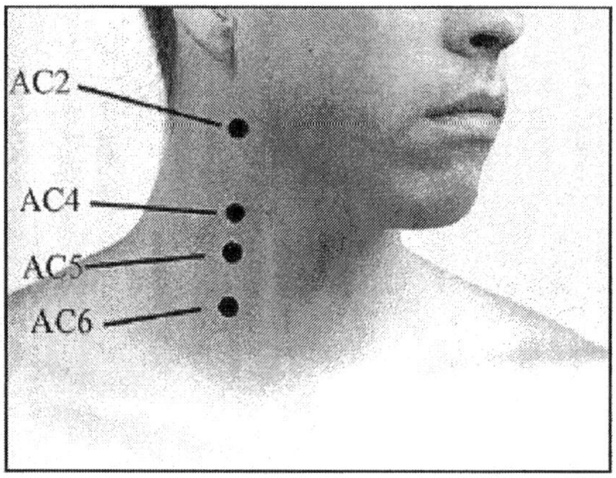

Tender Pt. Face antérieure de la pointe de l'apophyse transverse correspondante.

Traitement Patient en decubitus.
Flexion- faible à modérée(davantage pour AC5 et AC6)
Latéroflexion opposée.
Rotation opposée.

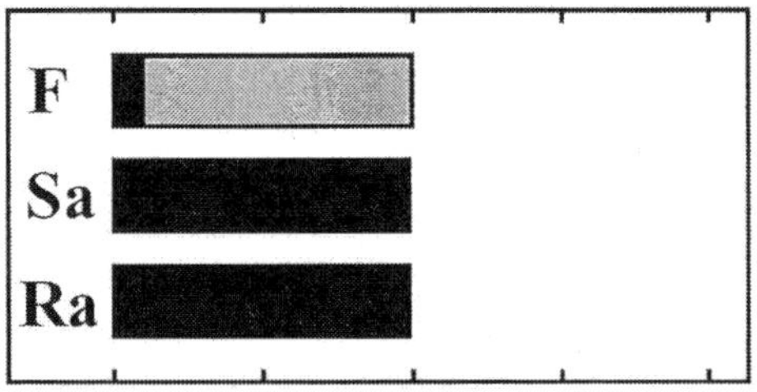

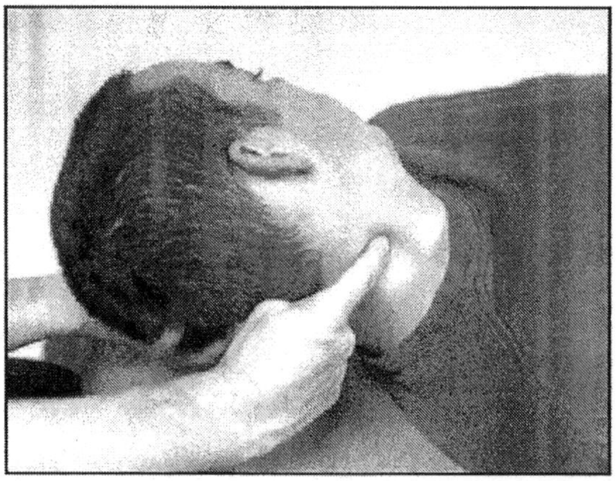

AC3

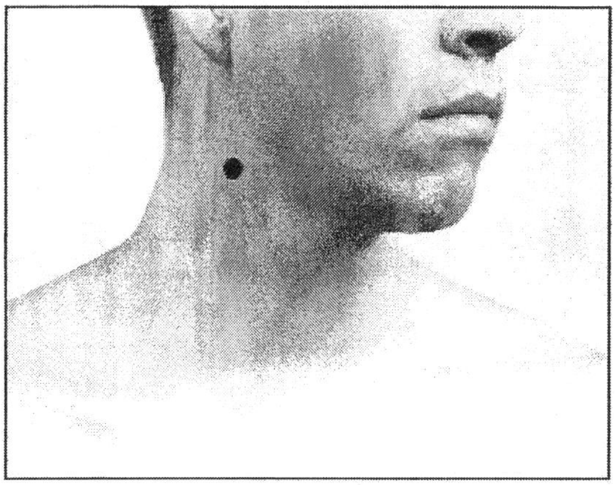

Tender Pt. — Face antérieure de la pointe de l'apophyse transverse correspondante.

Traitement — Patient en decubitus.
Extension- légère.
Latéroflexion opposée.
Rotation-opposée.

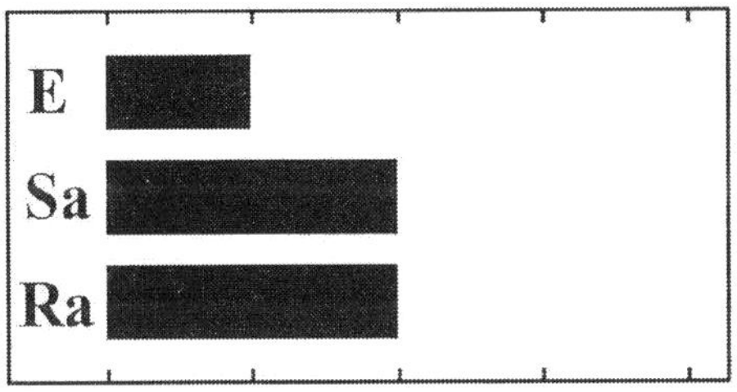

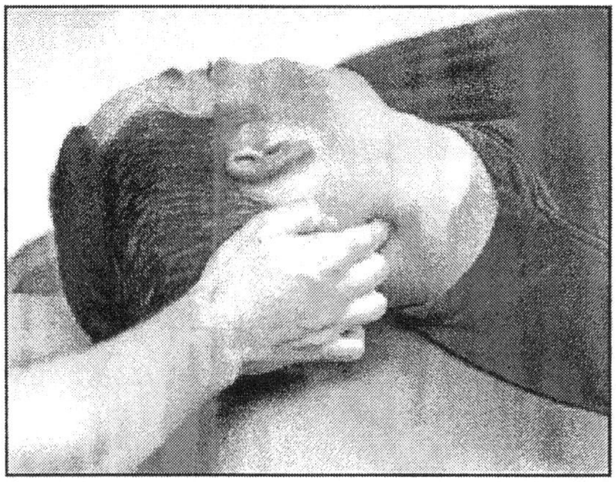

AC7

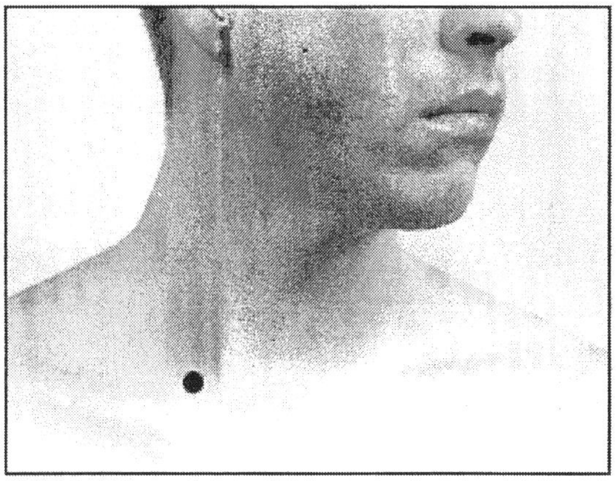

Tender Pt. — Face postéro-supérieure à 2 cm en dehors de l'extrémité interne de la clavicule.

Traitement — Patient en décubitus.
Flexion- marquée du rachis cervical inférieur.
Latéroflexion -homolatérale marquée.
Rotation-opposée légère.

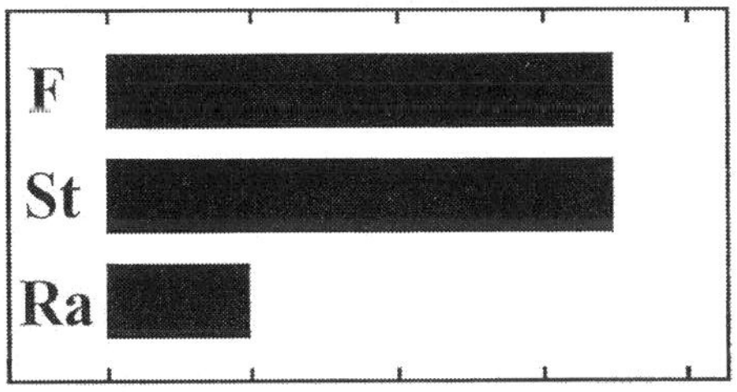

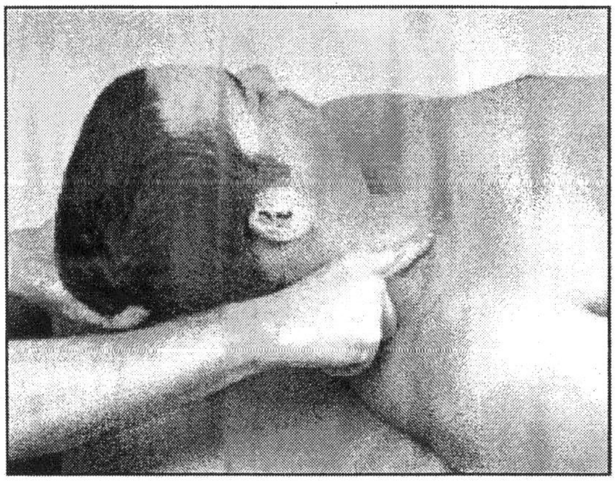

AC8

Tender Pt. Extrémité interne de la clavicule.

Traitement Patient en décubitus.
Flexion- légère.
Latéroflexion -opposée légère.
Rotation- opposée marquée.

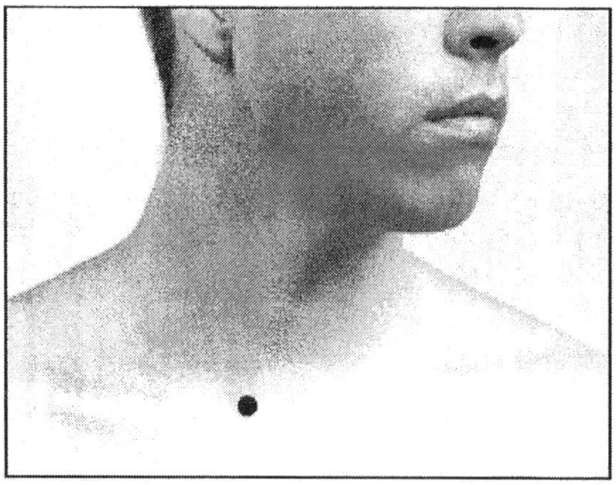

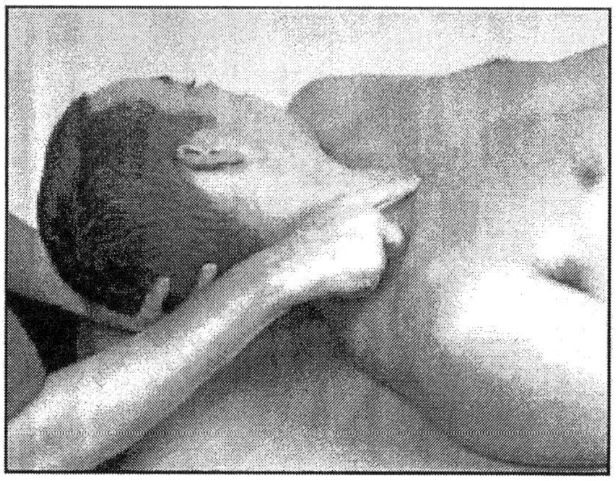

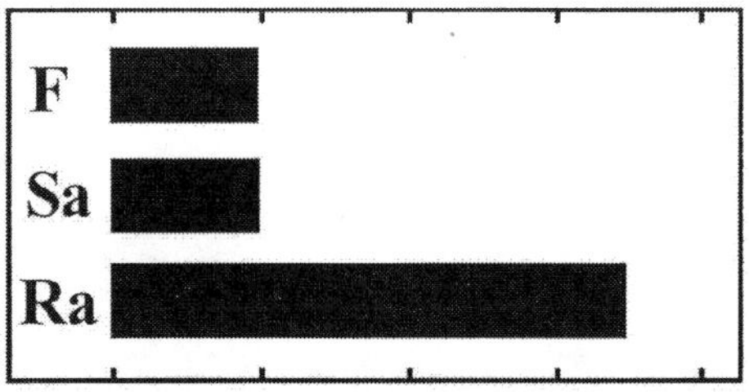

Tender Points cervicaux postérieurs

Les tender points postérieurs sont en général associés aux faces latérales des pointes des apophyses épineuses.Parfois les tender points sont trouvés dans les tissus myofasciaux paraspinaux juste à côté des apophyses épineuses.Des tender points atypiques sont trouvés au sommet et à la base de la colonne cervicale postérieure avec les 1er,2ème et 8ème tender points postérieurs localisés en des endroits atypiques.Les tender points postérieurs cervicaux nécessitent typiquement de l'extension, de la rotation et de la latéroflexion opposée au tender point.
PC1 Inion nécessite une flexion marquée.

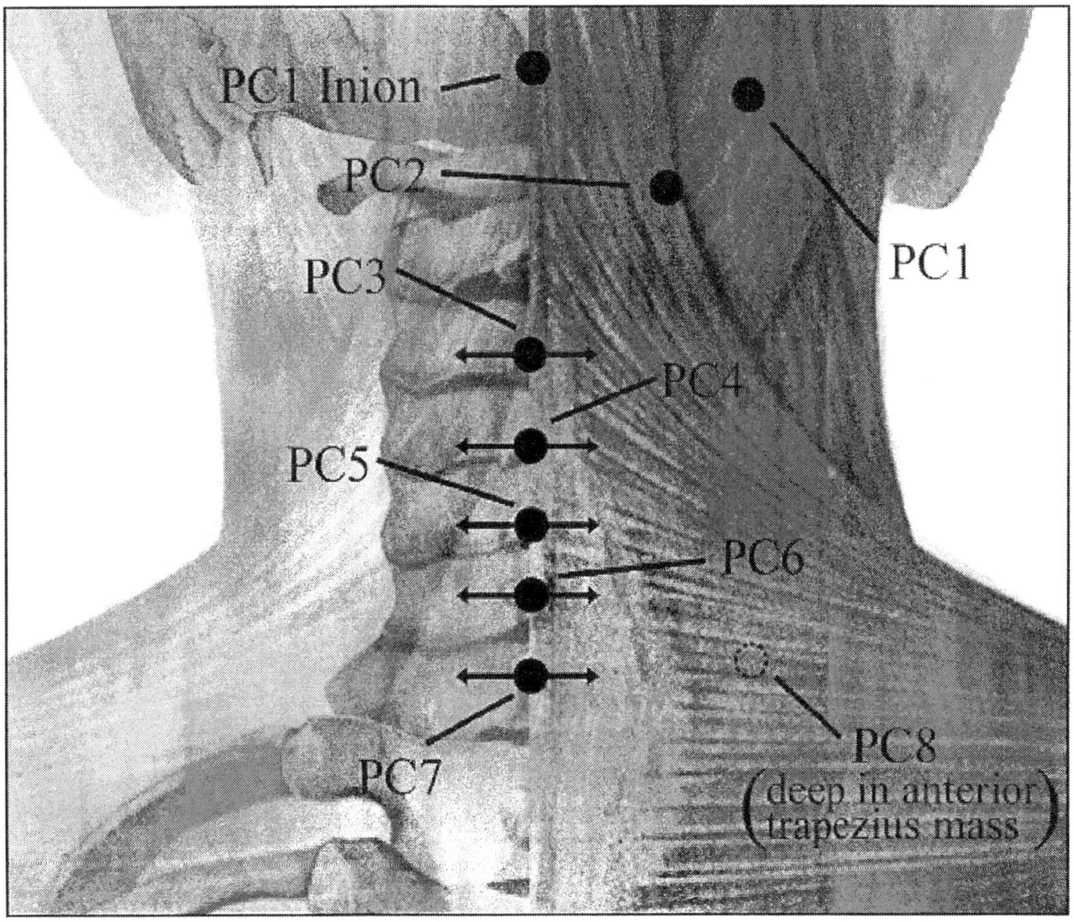

PC1-2

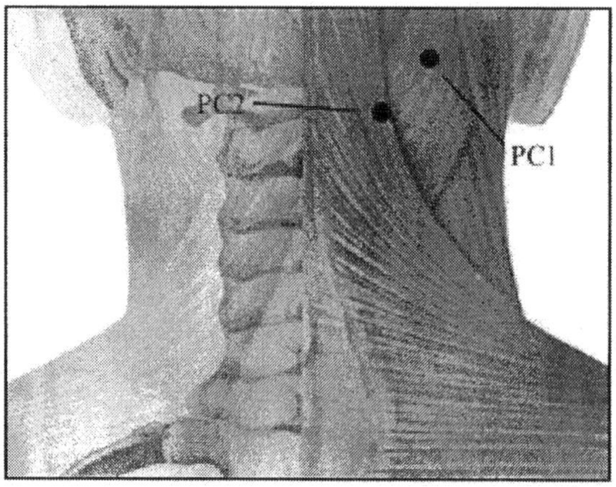

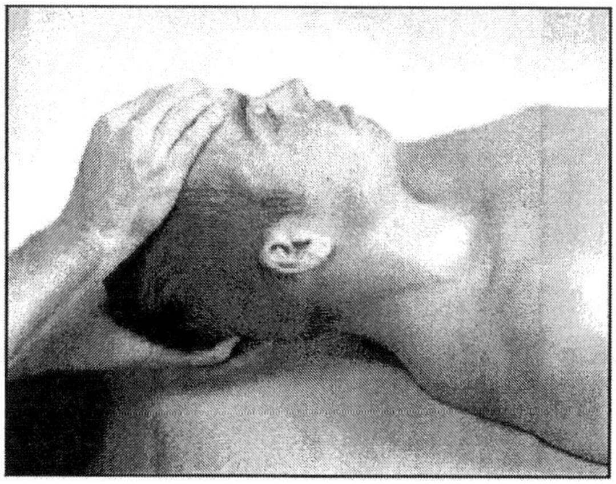

Tender Pt. PC1- Sur l'occiput à l'extérieur des masses musculaires principales, à 3-4 cm de la ligne médiane.

PC2- Sur les bords latéraux des masses musculaires principales du cou juste sous l'occiput.

Traitement Patient en decubitus.
Extension- au niveau de C1/C2.Soulever la tête pour fléchir les cervicales basses pour permettre une extension marquée de C1/C2.
Latéroflexion -opposée douce.
Rotation-opposée .Augmentation de l'extension de C1/C2 par pression de la main sur le sommet de la tête.

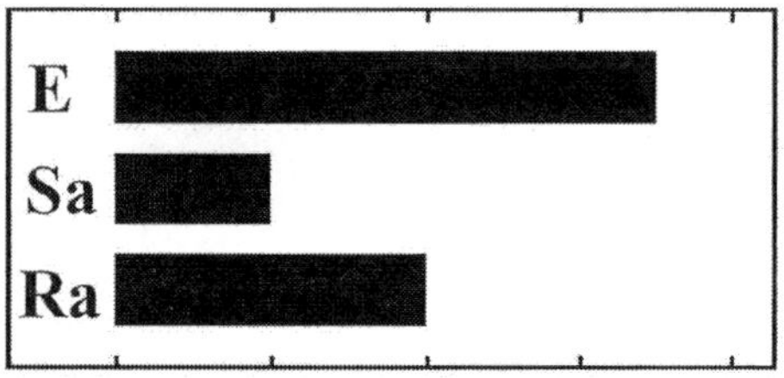

PC1 Inion

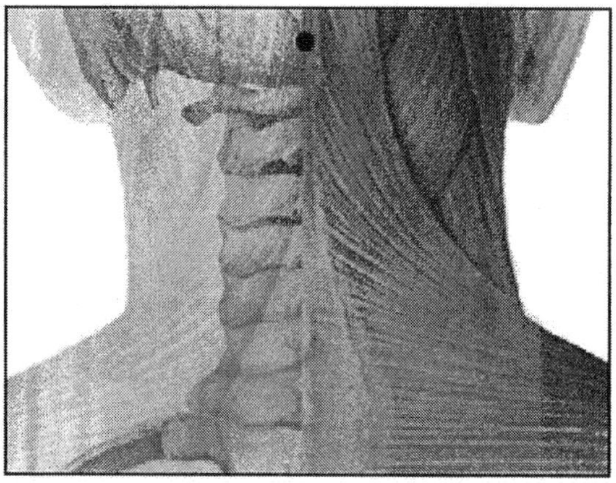

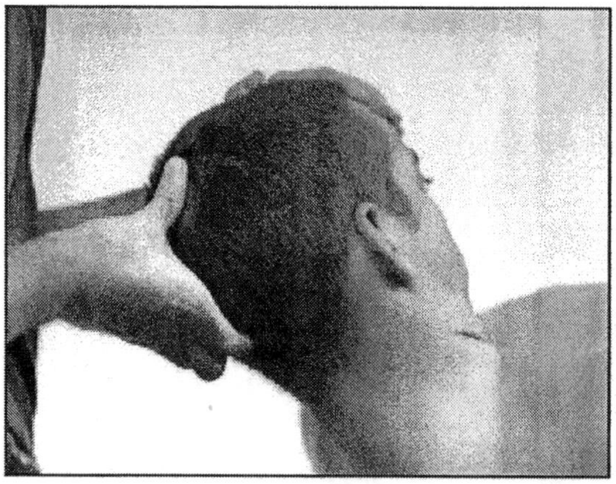

Tender Pt. Sur le bord interne des masses musculaires principales du cou à 2 cm sous l'inion.

Traitement Patient en decubitus.Un contrôle doux mais ferme de la tête est capital.
Flexion- maximale.
Latéroflexion -homolatérale légère.
Rotation-opposée légère.

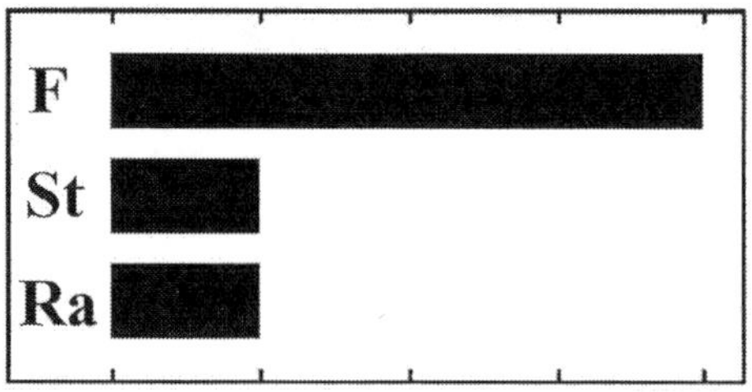

PC3-7

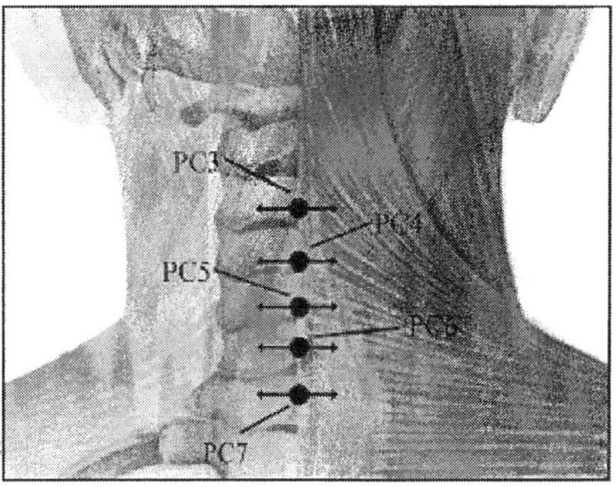

Tender Pts. Sur les apophyses épineuses des niveaux cervicaux correspondants ou dans les masses musculaires entre les épineuses et les transverses.

Traitement Patient en decubitus avec la tête en extension en bout de table. Plus la tête est étendue,plus le niveau d'action est bas de PC4 à PT2.
Extension- modérée à marquée, augmentée pour les cervicales basses.
Latéroflexion-opposée
Rotation-opposée.
Le tender pointPC3 est rare, la plupart des dysfonctions C3 sont traitées par voie antérieure.

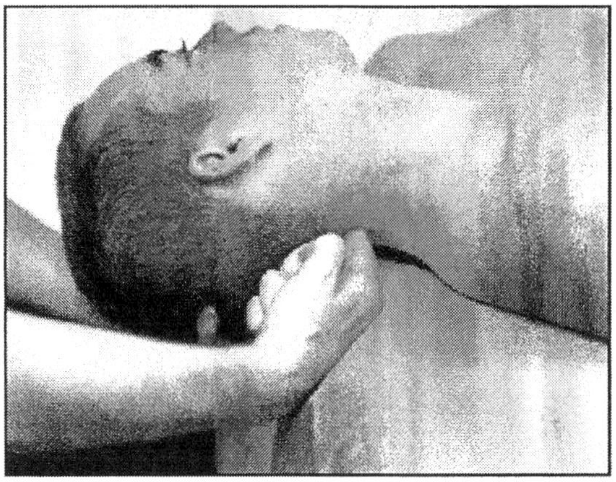

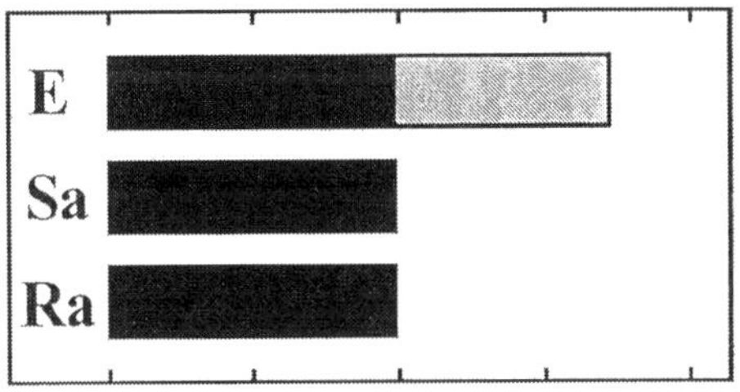

PC8

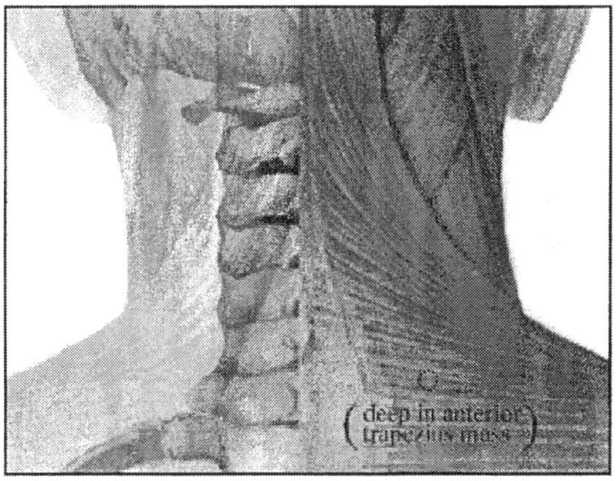

Tender Pt. Anterieur à la masse du trapèze à la base du cou sur l'extrémité postérieure de la transverse de C7 .

Traitement Patient en decubitus ou procubitus.
Extension- légère
Latéroflexion opposée marquée
Rotation-opposée

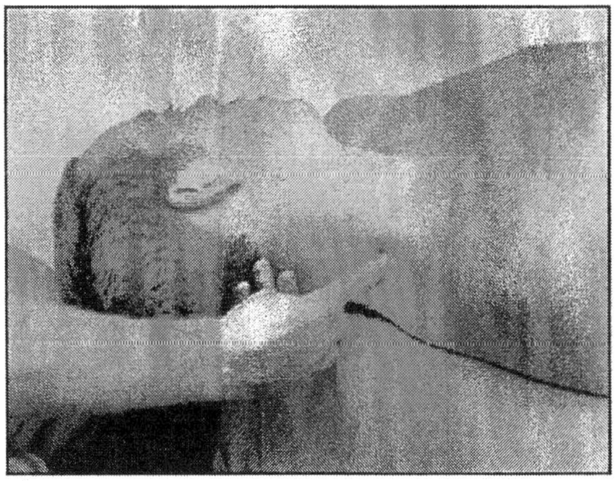

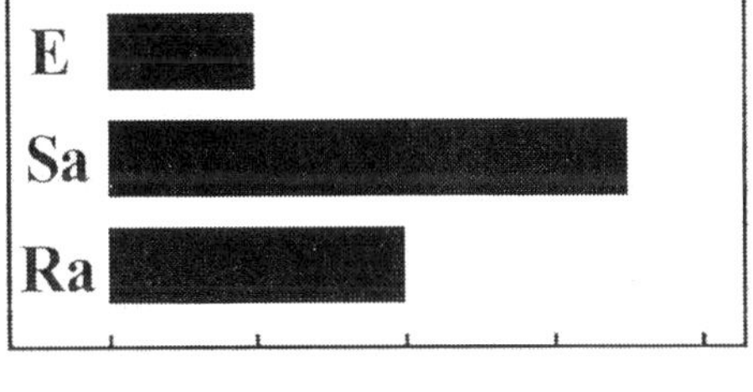

Notes

Tender Points thoraciques antérieurs

Les tender points de la colonne thoracique antérieure sont localisés dans deux grandes régions. Le premier groupe de tender points, AT1-7, sont localisés sur la ligne médiane le long du sternum. Ils peuvent être localisés en palpant la sensibilité et la tension des tissus en superficie du sternum. Le 2ème groupe de tender points est localisé sur la paroi abdominale, le plus souvent sur le muscle grand droit sur la ligne médiane ou latéralement à 1 ou 2 cm. Ces tender points antérieurs reqièrent le plus souvent de la flexion, de la rotation et de la latéroflexion opposée au tender point. Les Tender points peuvent aussi se situer sur le bord supérieur de la marge costale inférieure ou dans les espaces intercostaux des fausses côtes. Ces tender points reqièrent typiquement de la flexion, de la latéroflexion homolatérale et de la rotation opposée au tender point.

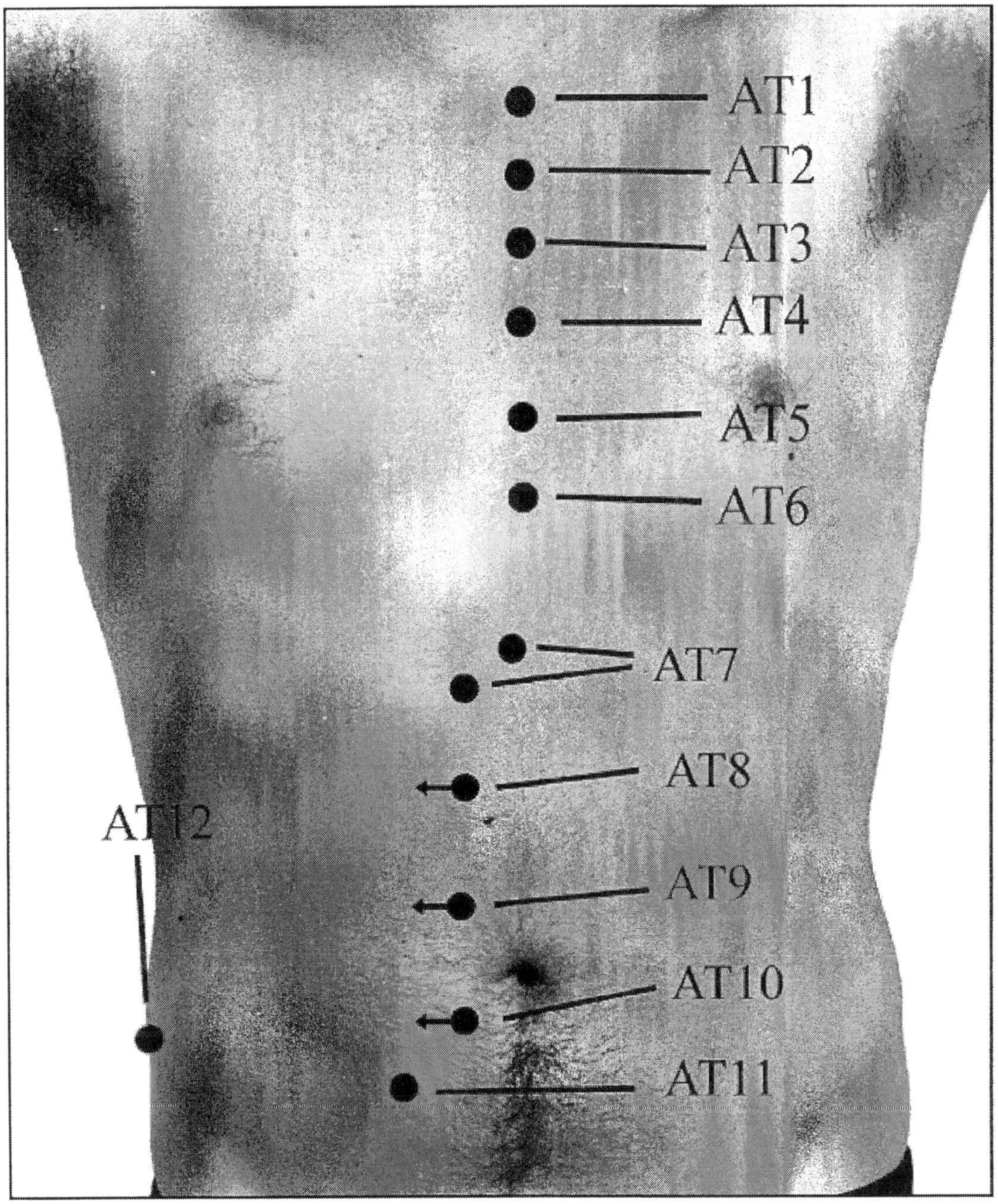

AT1-6

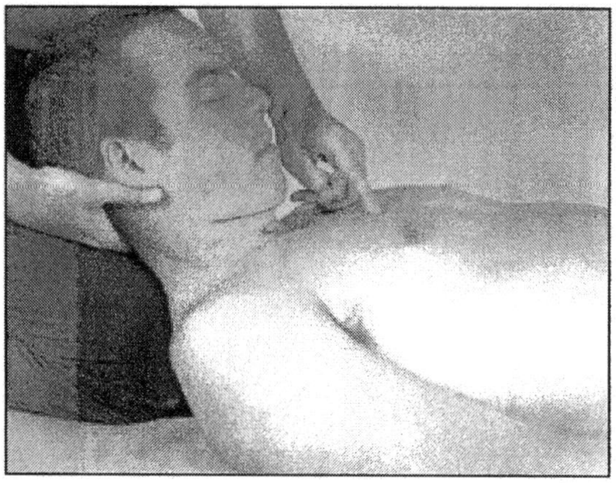

Tender Pts. AT1- Ligne médiane sur la fourchette sternale.
AT2- Ligne médiane au milieu du manu brium.
AT3- 2-2.5 cm sous la jonction du manu brium.
AT4- 5 cm sous la jonction du manubrium au niveau du 4èmeespace intercostal.
AT5/6- Au niveau des 5ème et 6èmeespaces intercostaux sur la ligne médiane du sternum.

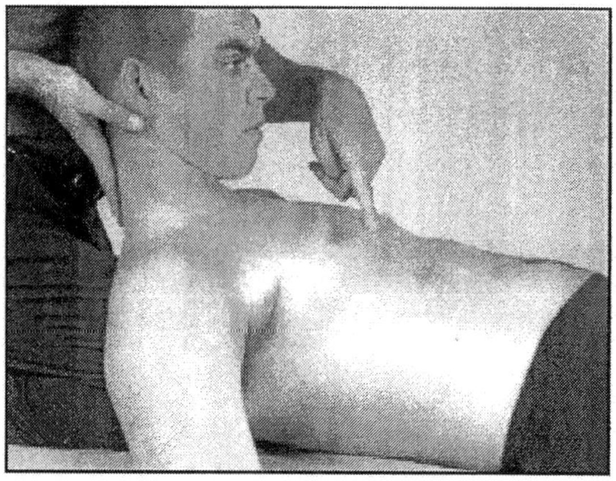

Traitement Patient en décubitus. Opérateur à la tête de la table avec le genou sur la table. L'opérateur fléchit le patient au niveau du tender point en supportant le cou et le rachis avec la main et la cuisse.
Flexion- marquée

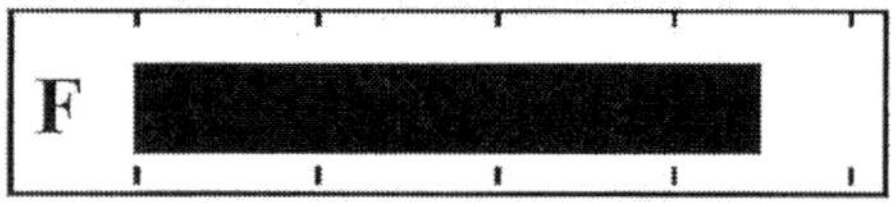

Variante pour AT1-6

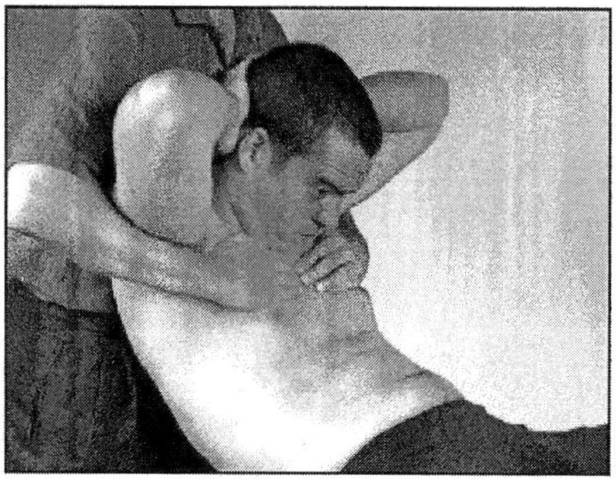

Traitement Patient assis mains sur la tête. L'opérateur place ses mains autour du patient sous les creux axillaires et verrouille ses mains sur le manubrium/ sternum induisant une flexion sur le tender point.
Flexion- marquée

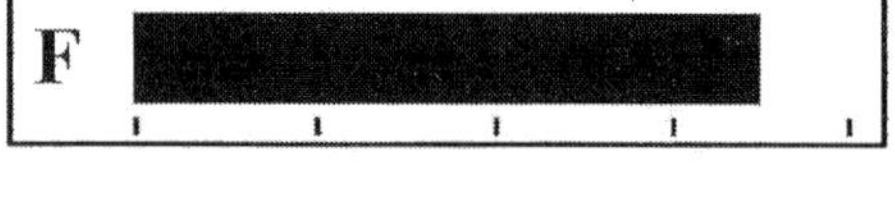

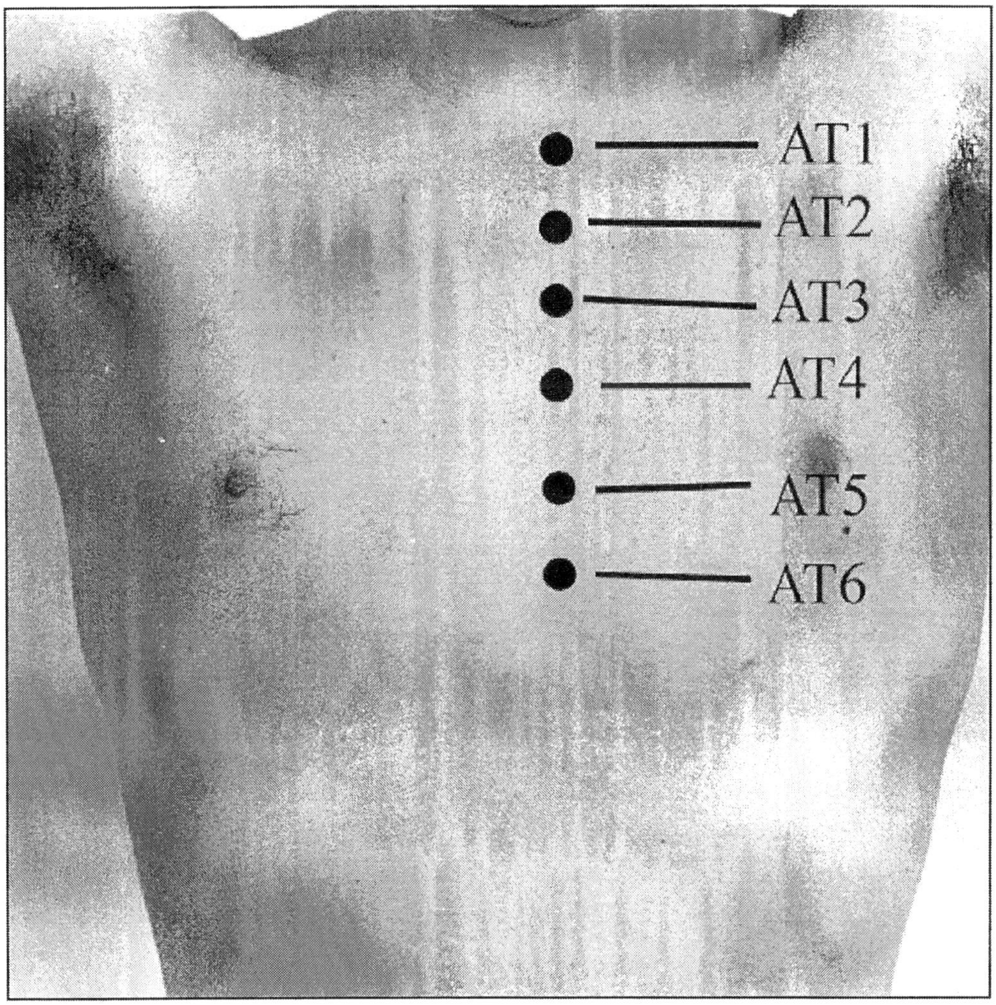

Tender Points pour les Thoraciques antérieures 1-6

AT7-9

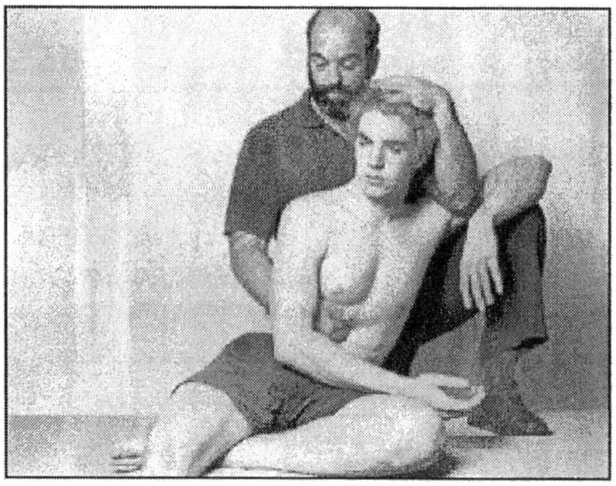

Tender Pts. AT7- A 1 cm sous l'appendice xiphoide, latéralement à 1 cm dc la ligne médiane.

AT8- 3-4 cm sous l'appendice xiphoide, latéralement à 2-3 cm de la ligne médiane.

AT9- 6-7 cm sous l'appendice xiphoide. Juste au dessus de l'ombilic, latéralement à 1-3 cm de la ligne médiane.

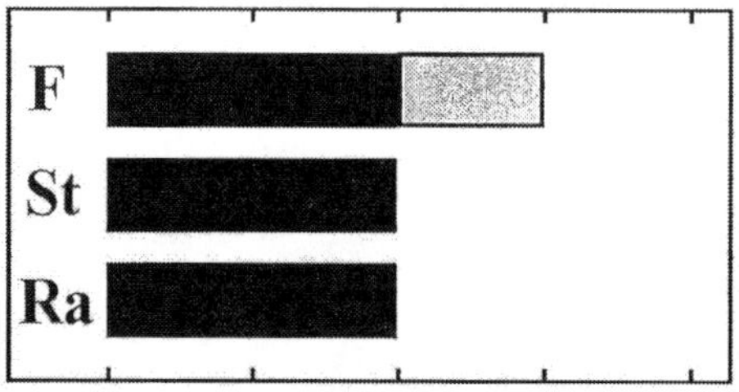

Traitement Patient assis. L' Opérateur pose son pied sur la table. Le patient laisse reposer son bras opposé sur la cuisse de l'opérateur. Pied du patient sur la table du côté de la dysfonction.Davantage de flexion pour AT8 & AT9.
Flexion- modérée à marquée.
Latéroflexion homolatérale.
Rotation-opposée.

AT10-12

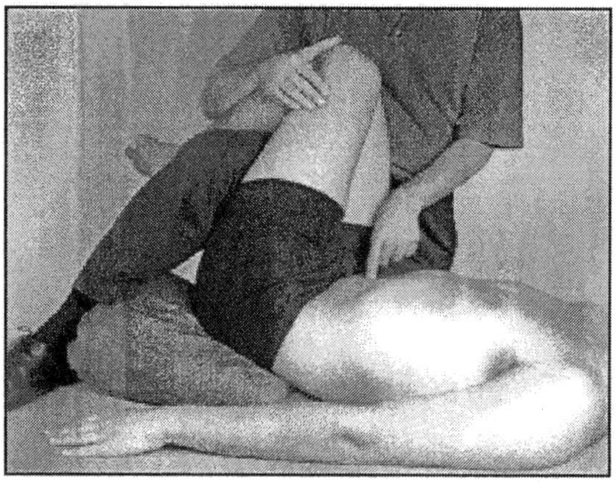

Tender Pts. AT10- En profondeur de l'abdomen juste sous l'ombilic, latéralement à 1-3 cm de la ligne médiane.
AT11- Au niveau de la crête iliaque, 3-4 cm sous l'ombilic et à 3 cm de la ligne médiane.
AT12- Sur la face interne de la crête de l'ilion sur la ligne axillaire moyenne.

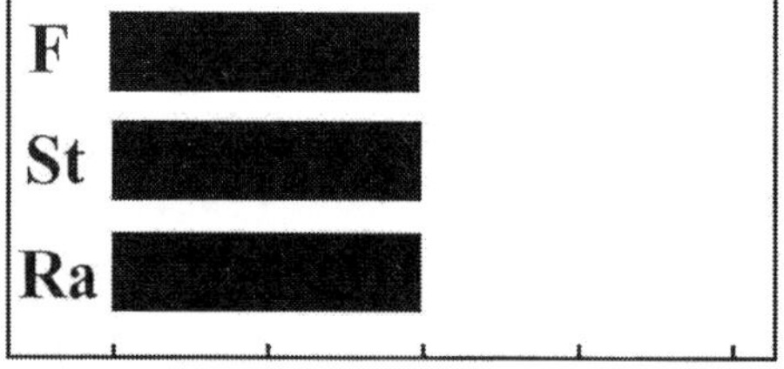

Traitement Patient en décubitus. Placer plusieurs coussins sous les hanches du patient pour obtenir une flexion du pelvis sur la colonne lombaire.

Opérateur debout du côté de la dysfonction avec les jambes du patient fléchies sur la cuisse. Produire une flexion marquée au niveau de la dysfonction. AT9 peut aussi être traité en decubitus si la flexion est augmentée jusqu'à T9.

Flexion.

Latéroflexion homolatérale

Rotate- opposée(jambes vers le côté atteint induisent une rotation relative opposée du torse)

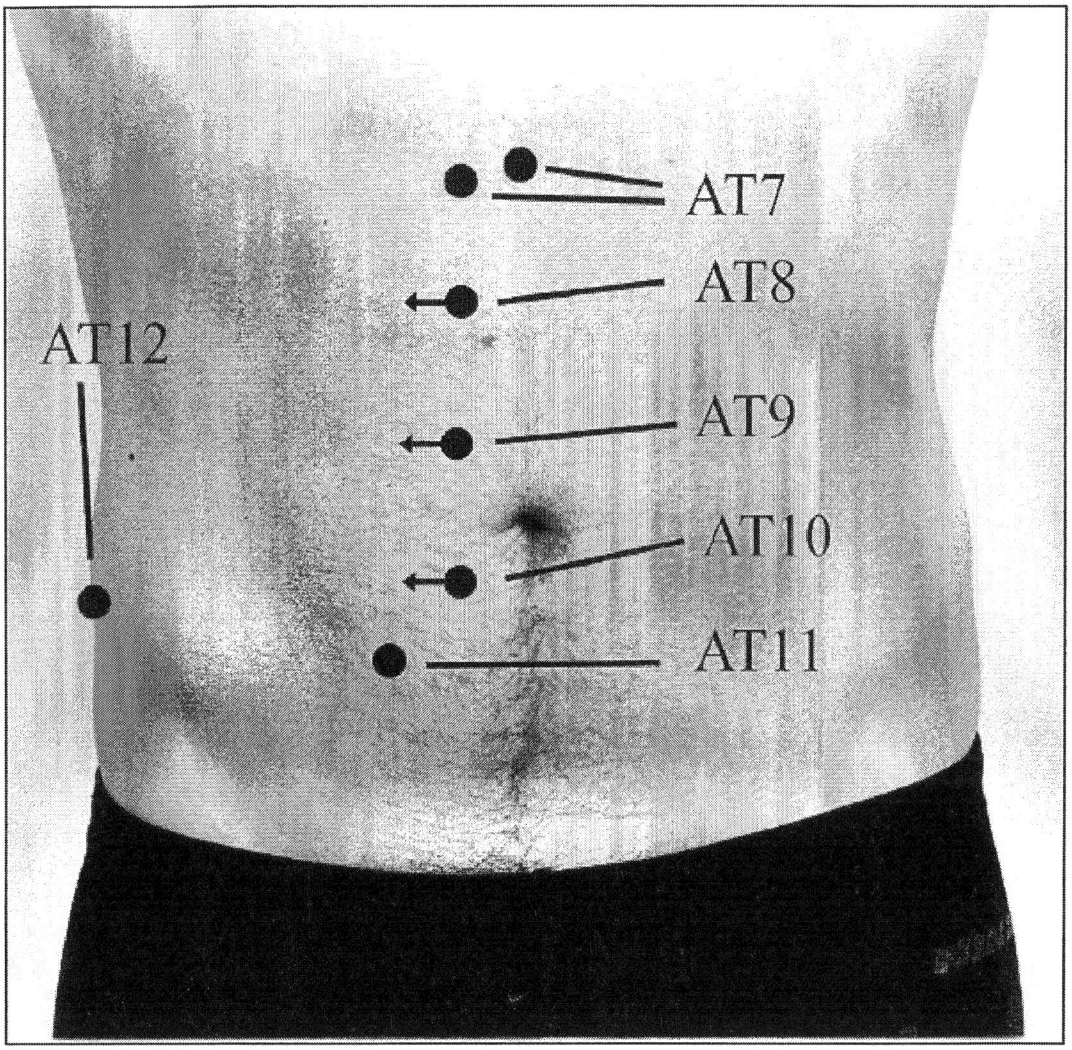

Tender Points pour lesThoraciques antérieures 7-12

Notes

Tender Points thoraciques postérieurs

Les tender points thoraciques postérieurs possèdent 2 localisations sur chaque vertèbre. La 1ère se trouve sur la pointe de l'apophyse épineuse (SP), souvent juste à l'extérieur de cette pointe. La 2ème se trouve sur la pointe de l'apophyse transverse de chaque côté (TP). Les tender points sur les apophyses épineuses requièrent typiquement de l'extension. Ceux des apophyses transverses sont habituellement traités par de l'extension, de la rotation homolatérale, et de la latéroflexion opposée au tender point. Pour les tender points thoraciques postéro-supérieurs, plus le tender point est près de la ligne médiane, plus il faudra de la force en extension. Plus le tender point est éloigné de la ligne médiane, plus il faudra de la latéroflexion.

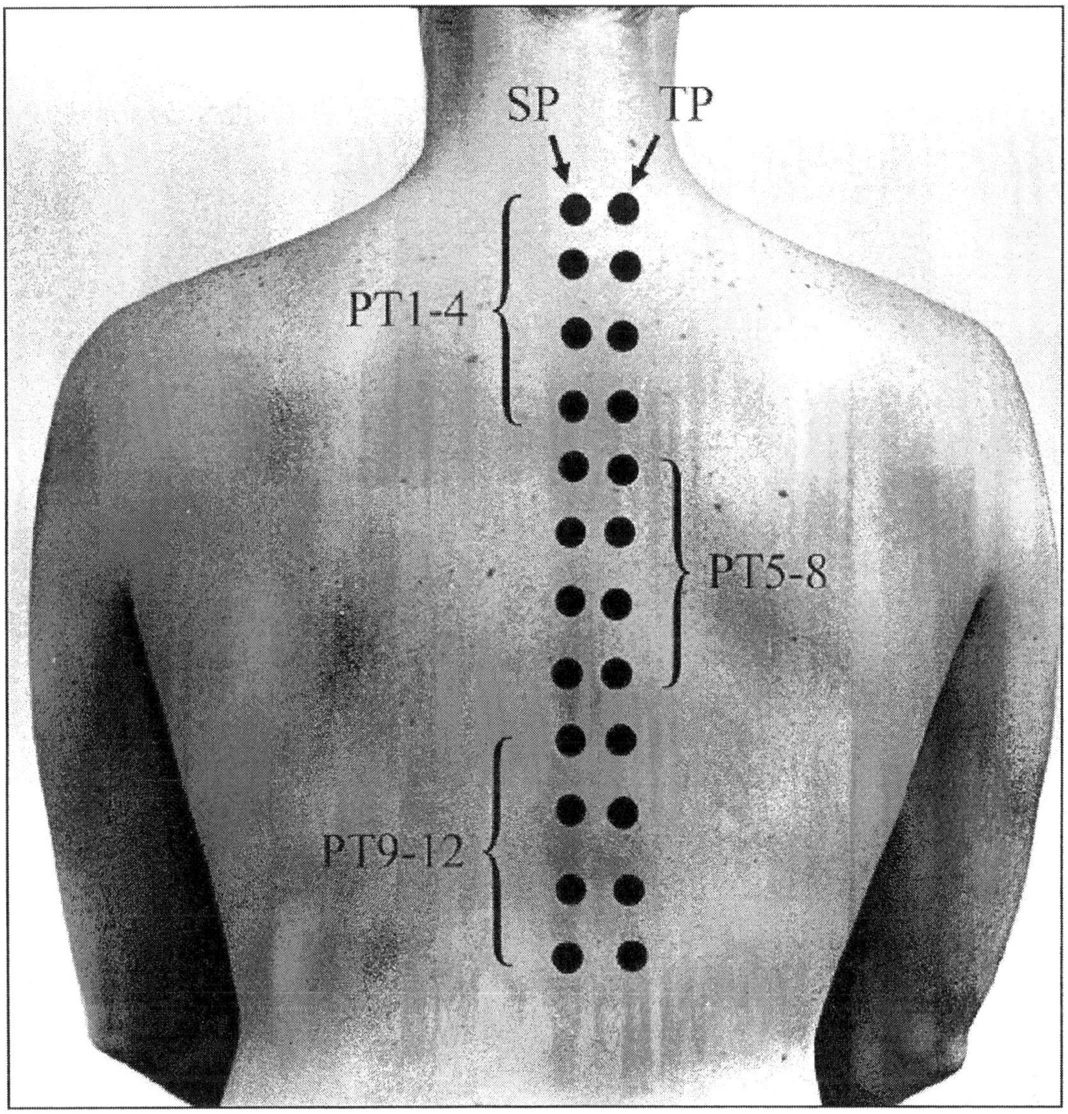

Tender Points thoracicques postérieurs

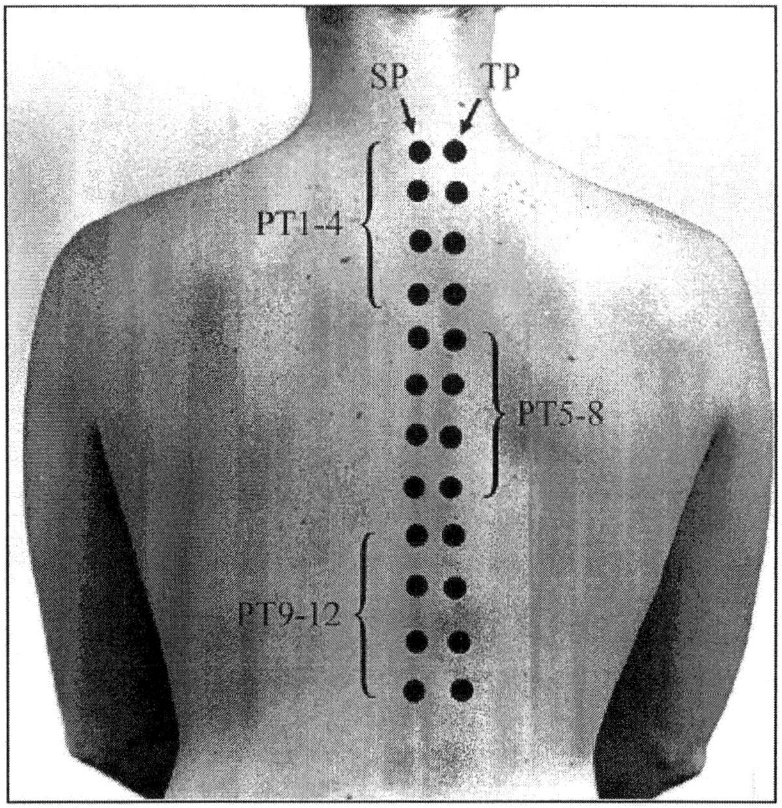

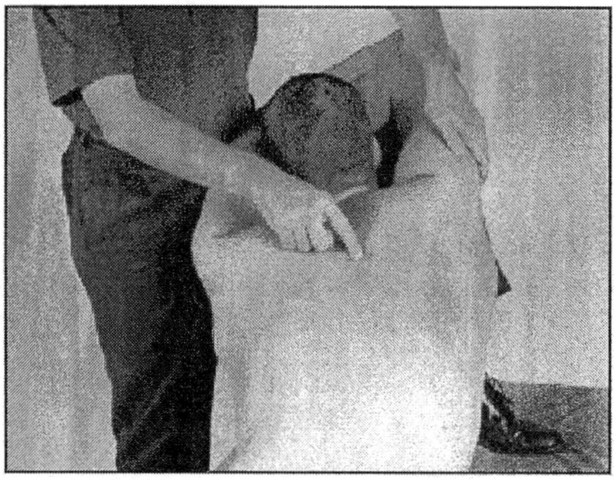

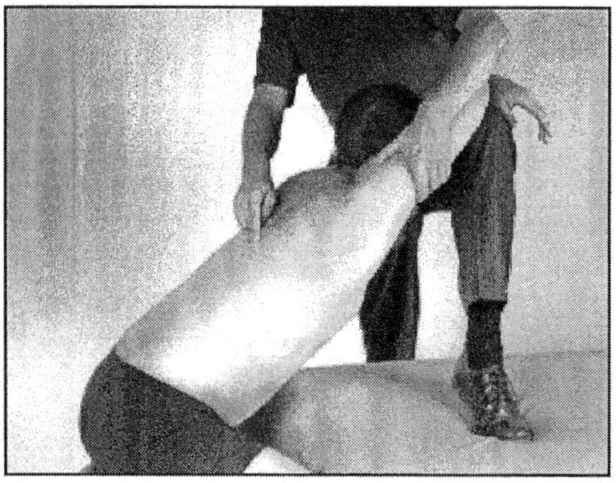

Traitement assis pour les Points thoraciques postérieurs

L'opérateur est debout face au patient du côté opposé au tender point. Le Patient est assis, sa tête posée sur les avant-bras ,penché sur le genou érigé de l'opérateur, la tête étant fléchie et et en rotation opposée au tender point (la rotation opposée de la tête induit une rotation relative du torse vers le tender point.)

Extension.
Latéroflexion opposée.
Rotation homolatérale.

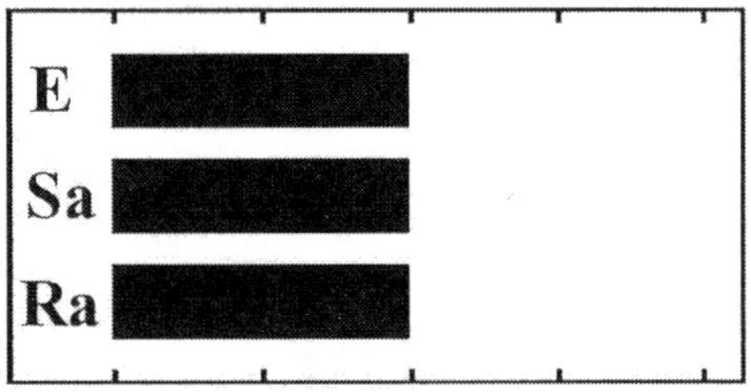

Traitement en procubitus pourtous les Points thoraciques postérieurs

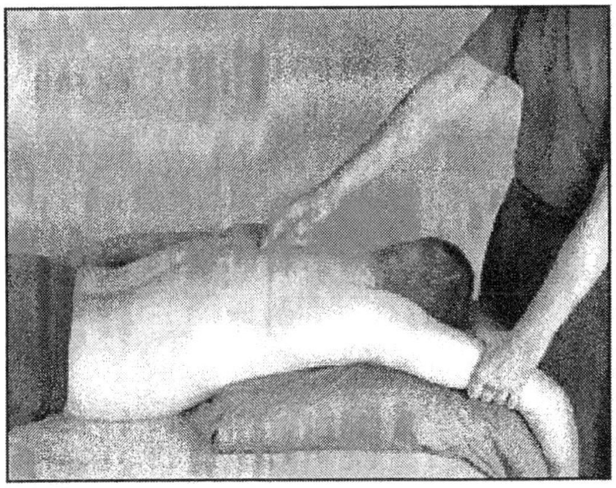

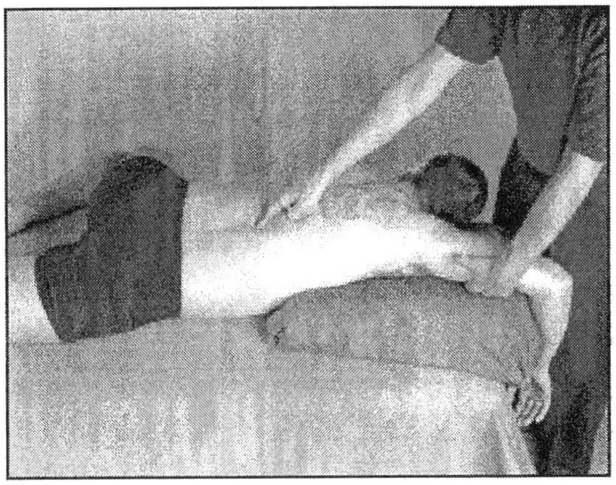

Patient en procubitus. Bras du côté du tender point le long de la tête sur un oreiller pour la rotation et l' extension. Bras opposé sur le côté. Elever le bras du côté atteint en saisissant le bras au dessus de l'épaule. Tirer le bras céphalique ,en l'élevant légèrement pour augmenter la rotation si besoin. Latéroflexion et rotation opposées de la tête surtout pour les points thoraciques supérieurs.Pour les points thoraciques inférieurs et lombaires , il est souvent utile de mettre la hanche et le genou opposés du patient en flexion (voir figure).

Extension-légère. Davantage pour les segments inférieurs.

Latéroflexion opposée. La latéroflexion est la force la plus grande. Rotation- homolatérale

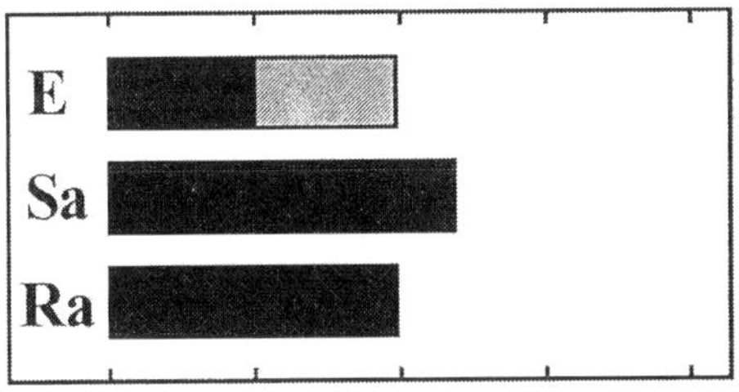

Variante en procubitus pour les Points thoraciques supérieurs

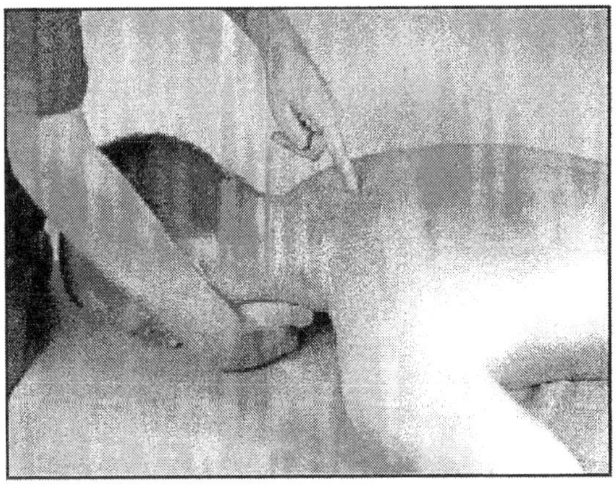

Patient en procubitus,opérateur en bout de table maintenant le menton du patient d'une main induisant de l'extension au niveau du tender point. Pour les points des épineuses il faut peu ou pas de rotation et latéroflexion .Pour les points des transverses il faut plus de rotation et de latéroflexion par le biais de la tête du patient.Une rotation opposée de la tête du patient va induire une rotation thoracique vers le tender point.

Notes

Côtes Antérieures (en dépression) Tender Points

La plupart des tender points des côtes antérieures sont situés le long de la ligne axillaire antérieure. Le premier et le deuxième tender points de côtes antérieures sont situés plus près de la ligne médiane. Les tender points de côte antérieure sont traités en abaissant davantage la côte en dépression pour éxagérer la dysfonction. Pour traiter ces tender points de côte antérieure, on peut rajouter un peu de latéroflexion en mettant les deux pieds du patient sur la table du même côté que le tender point. Demander au patient de respirer profondément plusieurs fois pour obtenir un bon relâchement en position de traitement.

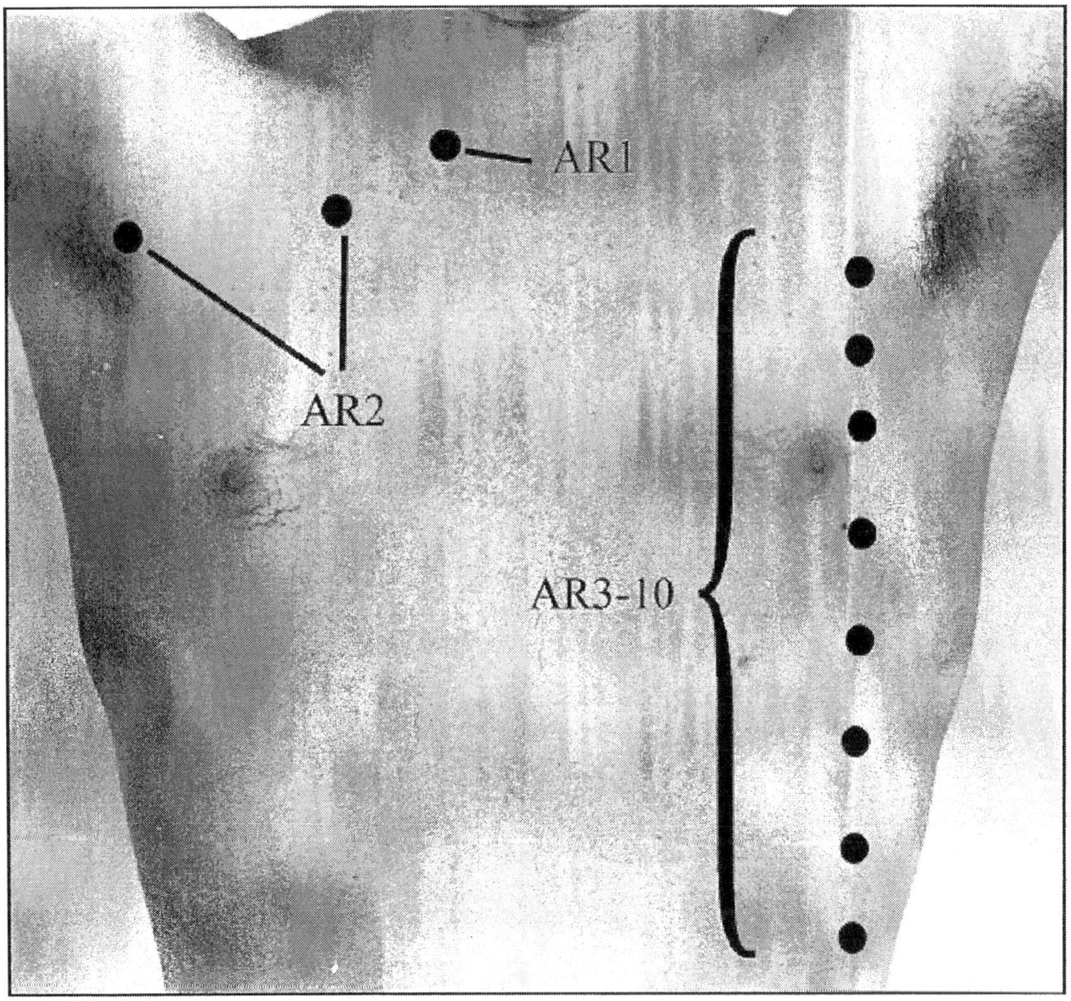

AR1-2 (Première et 2ème côtes en dépression)

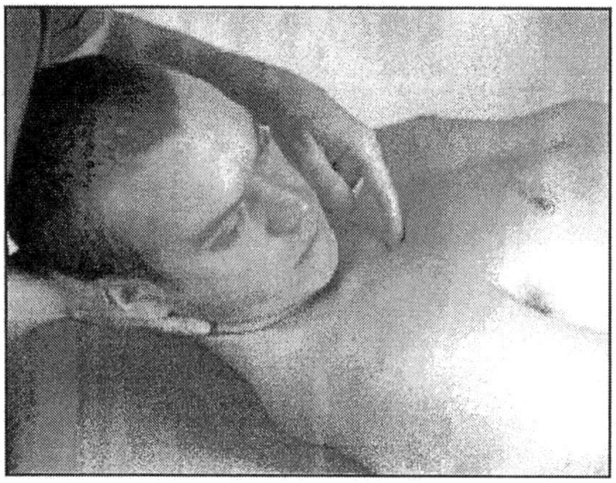

Tender Pts.

AR1- Sur le premier cartilage costal sous la clavicule et adjacent au sternum.
AR2- #1: 5-7 cm à l'extérieur de la ligne médiane sur la deuxième côte, sur la ligne médio-claviculaire
#2: Au sommet du creux axillaire.

Traitement

Patient en décubitus.
Flexion- légère.
Rotation-marquée vers le TP.
Latéroflexion- vers le côté atteint.
C'est le plus important paramètre.

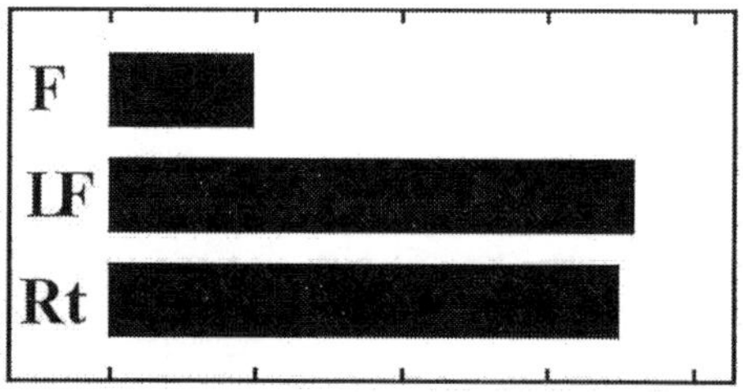

AR3-10 (3ème à 10ème côte en Dépression)

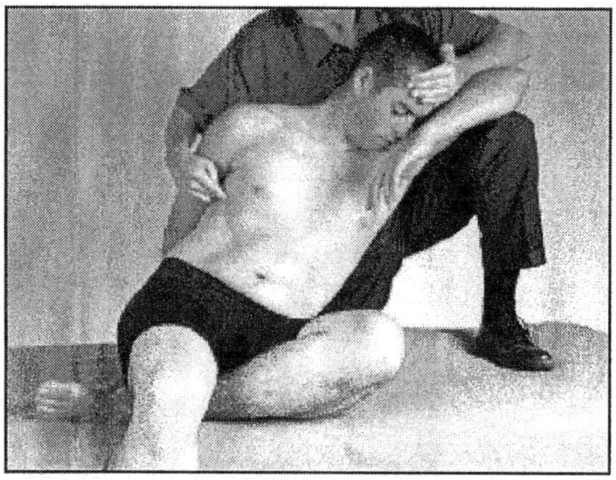

Tender Pt.

Sur la ligne axillaire antérieure (les berges du pectoralis) aux niveaux correspondants

Traitement

Patient assis.
Flexion- légère.
Latéroflexion- vers le TP. Incliner le patient ves le côté opposé et poser son creux axillaire opposé sur le genou de l'opérateur.
Rotation-vers le TP.

Il faut 30 secondes pour relâcher leTender , puis maintenir la position 90 secondes. (120 secondes au total)

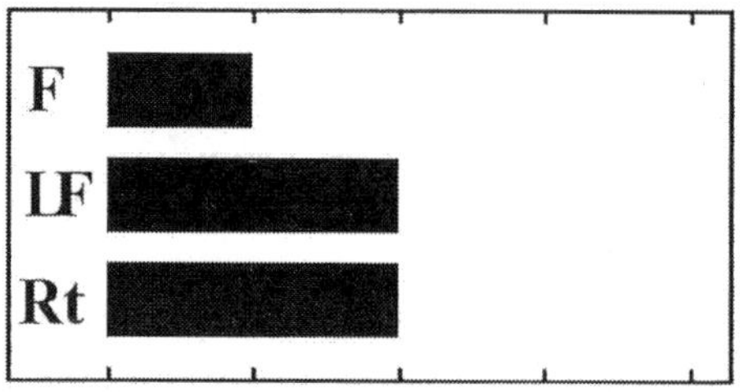

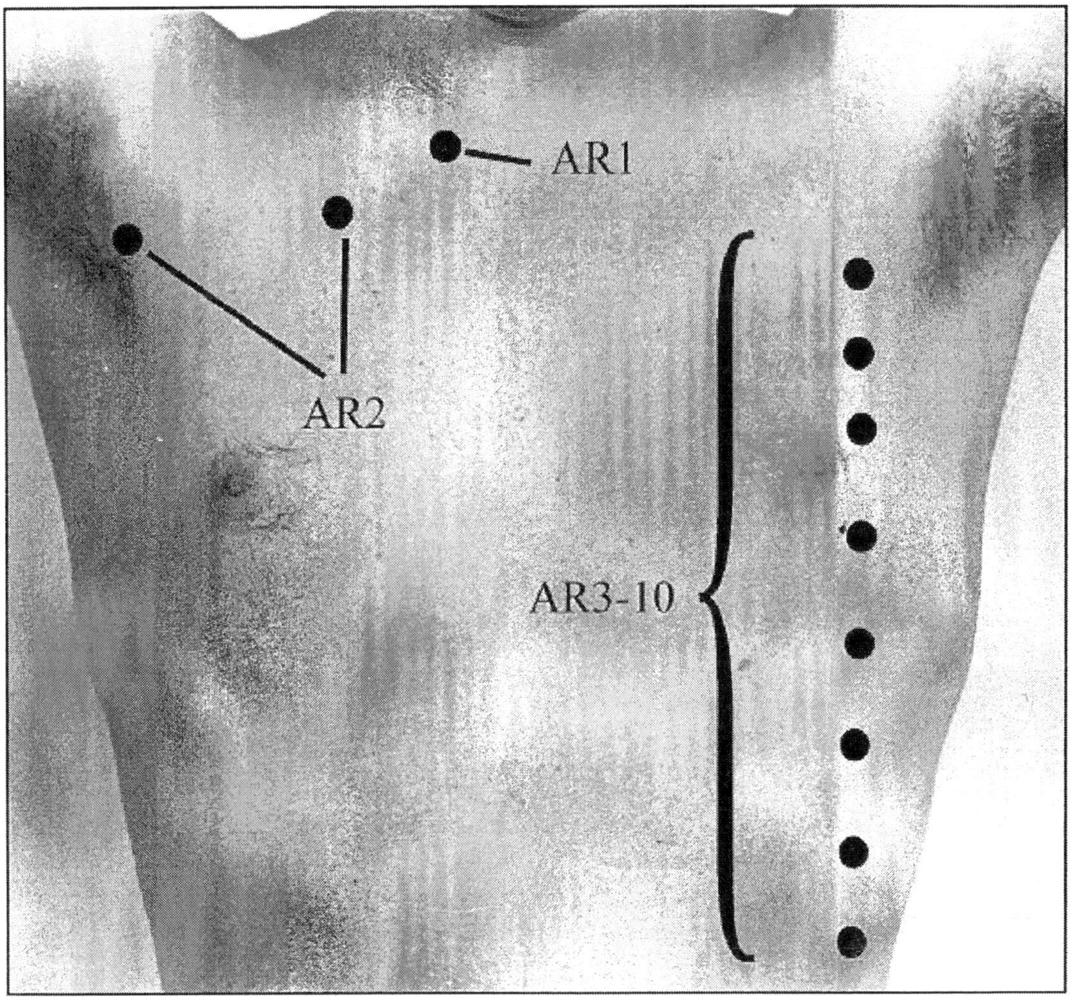

Tender Points de côtes antérieures

Côtes Postérieures (en Elévation) Tender Points

Les tender points postérieurs sont sitiés sur les angles des côtes et sont traités par élévation de la côte atteint. Traitant des tender points de côtes postérieures, la latéroflexion peut être induite en mettant les deux pieds du patient sur le bord de la table opposé au TP. Demander au patient d'effectuer quelques inspirations forcées pour induire un relâchement dans la position de traitement.

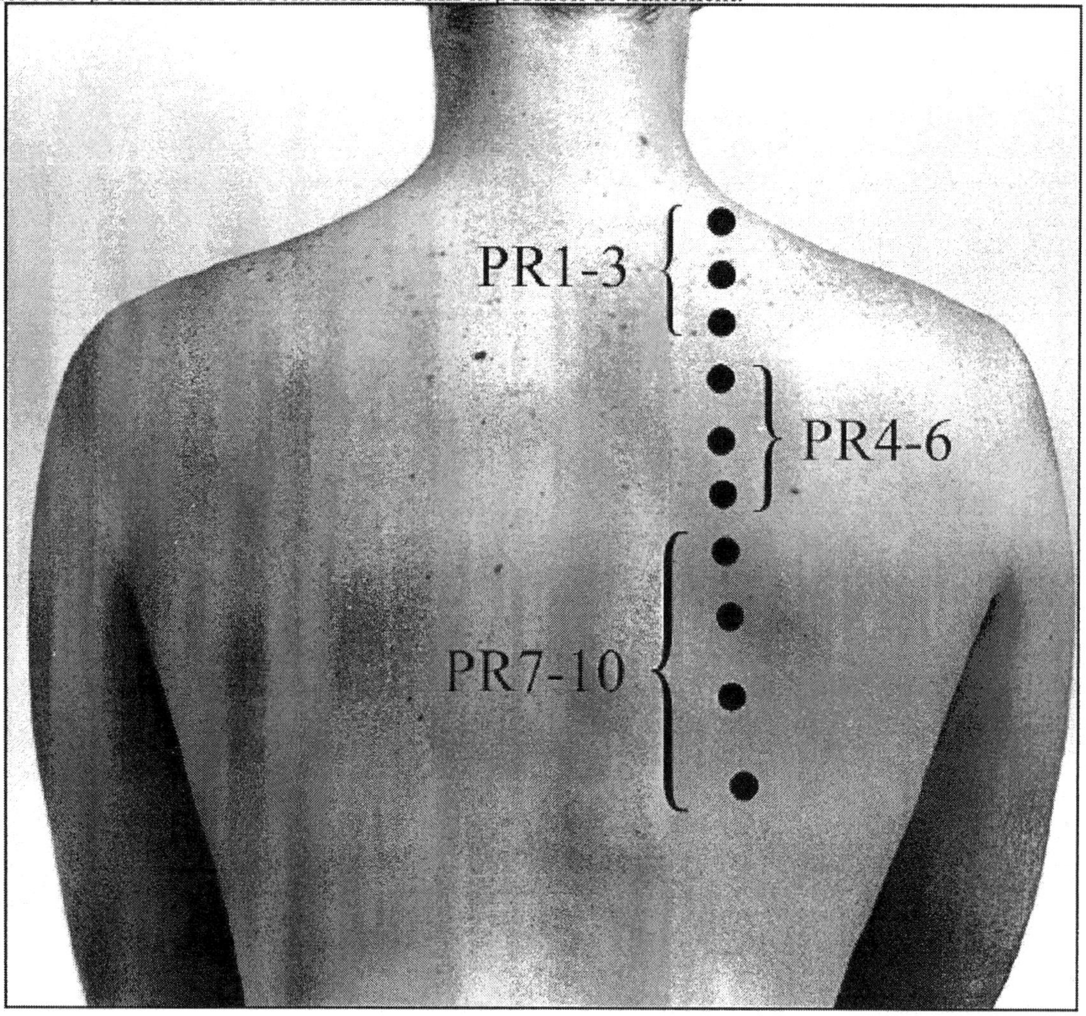

PR1 (Première côte en Elevation)

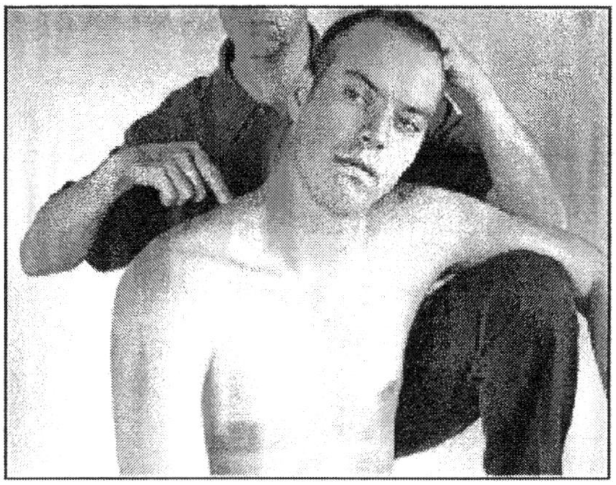

Tender Pt. Sous les berges du trapèze au bord du cou sur le point le plus sensible

Traitement Patient assis. Creux axillaire opposésur la cuisse de l'opérateur. Incliner le patient doucement vers le côté opposé. Maintenir la position pendant 30 seconds en plus.
Extension- douce.
Latéroflexion- habituellement à l'opposé avec la tête soulevant la première côte
Rotation- douce vers le TP utilisant la tête pour induire une rotation de la première côte dans la même direction.

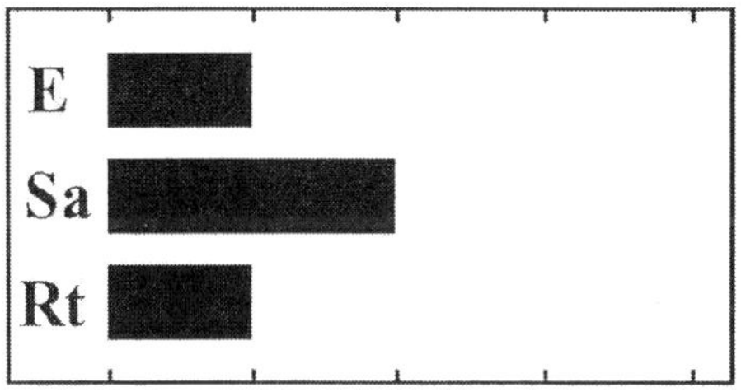

PR2-10 (2ème à 10ème côte en Elévation)

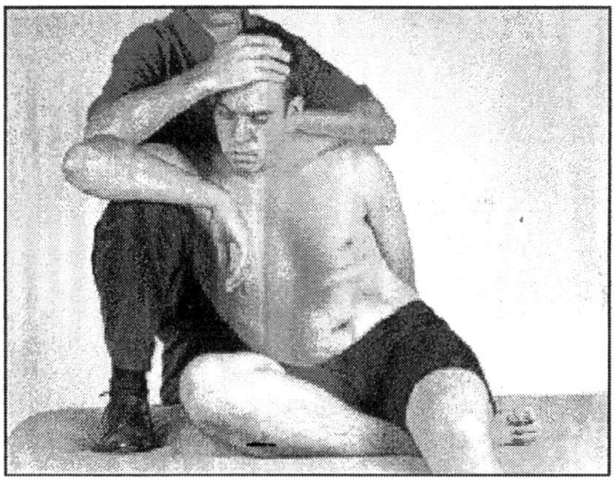

Tender Pts. A la face supérieure de l'angle postérieur des côtes. Pour les palper, récliner l'omplate vers l'extérieur en plaçant le bras devant la poitrine.

Traitement Patient assis. Incliner le patient vers la dysfunction et poser le creux axillaire du côté atteint sur la cuisse de l'opérateur. Laisser tomber le bras opposé derrière le corps. Le pied ipsilatéral du patient est placé sur la table sous sa cuisse opposée. Maintenir la position pendant 30 seconds supplémentaires.
Latéroflexion-opposée.
Rotation- opposée du thorax .La rotation du thorax avec les bras hors de la table accentue la rotation de la côte.
(Une rotation douce de la tête vers le tender point va entraîner une rotation opposée des 2-10èmes côtes)

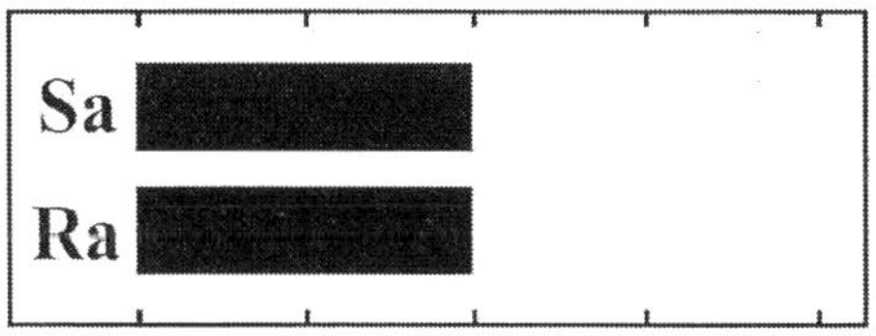

Notes

Tender Points Lombaires antérieurs et Pelvis

Les tender points de la colonne lombaire antérieure sont le plus souvent localisés sur les berges du pelvis. Ils peuvent être trouvés autour de l'Epine Iliaque Antéro-Supérieure et sur la face antérieure de l'os pubien. Le traitement incorpore des mouvements des membres inférieurs du patient pour induire la flexion, la latéroflexion et la rotation.Noter que la rotation des membres inférieurs accolés dans une direction introduit une rotation du rachis dans la direction opposée. La latéroflexion du pelvis dans une direction induit une concavité du rachis du côté opposé(un pelvis inférieur gauche induit une latéroflexion droite du rachis).

Il y a plusieurs points antérieurs utiles au diagnostic et au traitement des dysfonctions somatiques pelviennes. Les points antérieurs requièrent de la flexion et de la rotation vers le tender point à des niveaux d'intensité variable.

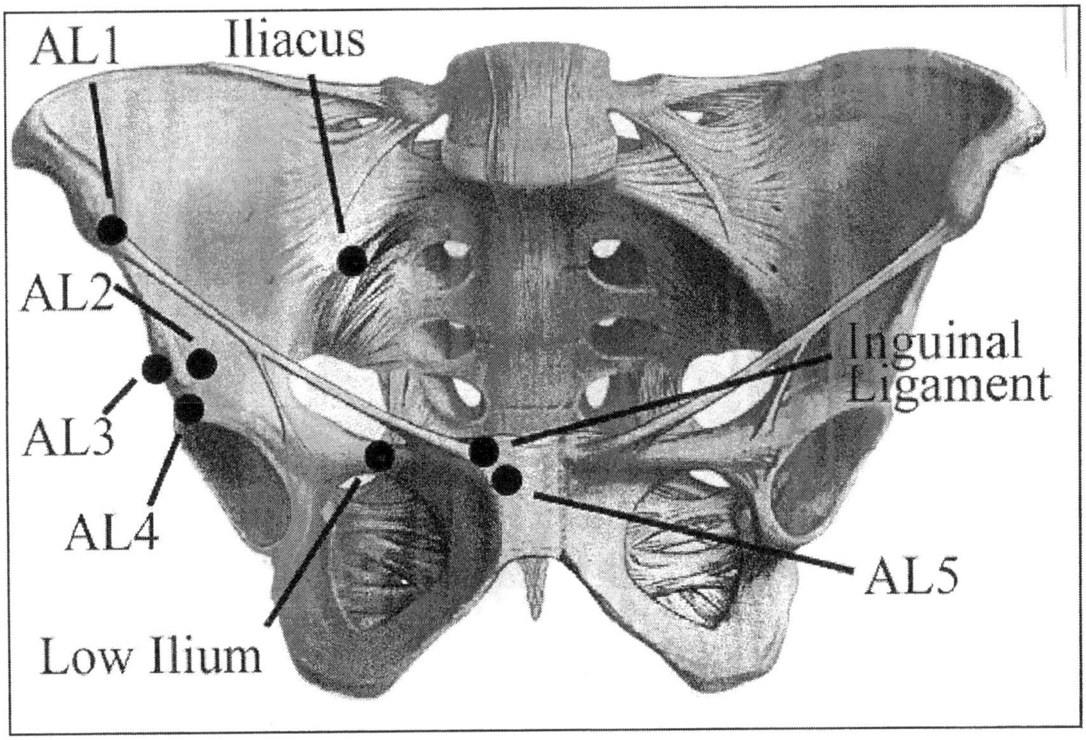

AL1

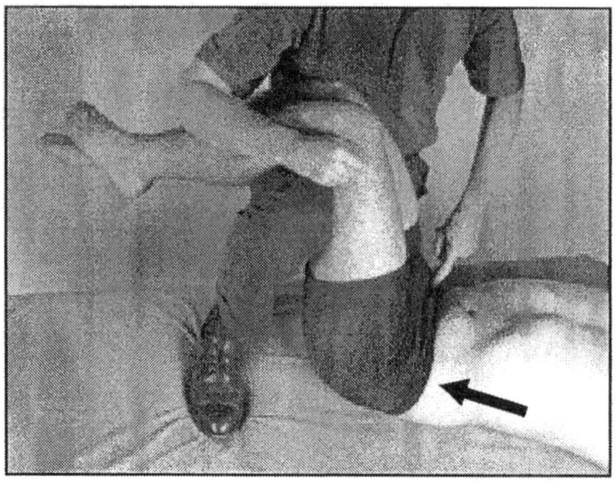

Tender Pt. Epine Iliaque Antéro-Supérieure EIAS
Appui de l'intérieur vers l'extéieur,
à 2 cm de profondeur.

Traitement Patient en decubitus.L'opérateur debout du côté de la dysfonction induit une flexion jusqu'au niveau de celle-ci. Placer plusieurs coussins sous les hanches du patient pour obtenir une flexion supplémentaire du pelvis et du rachis lombaire. Les jambes du patient reposent sur la cuisse de l'opérateur.

Flexion- modérée à forte

Latéroflexion homolatérale(hanche du patient opposée inférieure)

Rotation- opposée(genoux du patient vers l'opérateur,son torse étant en rotation opposée relative)

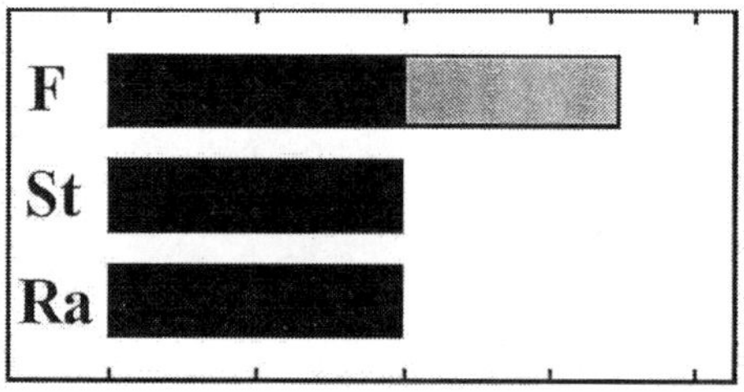

AL2-4

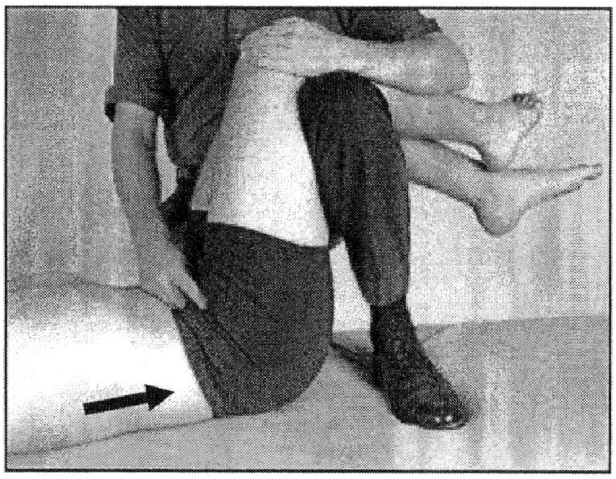

Tender Pts. AL2- Face interne de l'EIAS.
AL3- Face externe de l'EIAS.
AL4- Face inférieure de l'EIAS.
Légèrement en dessous du TP A3L

Traitement Patient en decubitus. Opérateur debout du côté opposé à la dysfonction.
Nota: les mouvements sont introduits en fonction du niveau traité.

Flexion-jambes du patient fléchies à 90°

Latéroflexion -opposée légère à modérée, plus importante pour les niveaux inférieurs(hanche du patient inférieure du côté du TP)

Rotation- marquée homolatérale (genoux du patient vers l'opérateur)

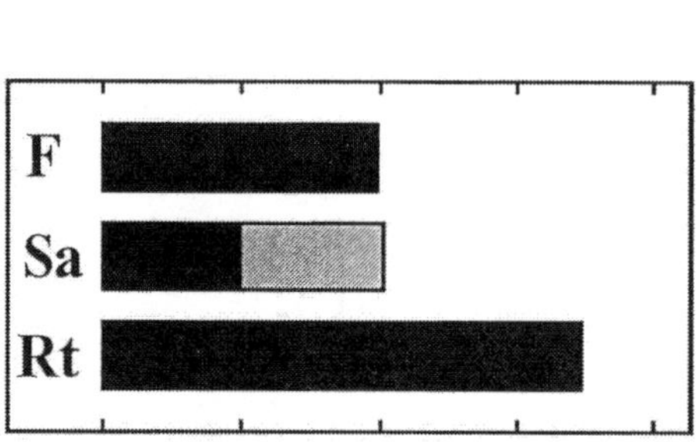

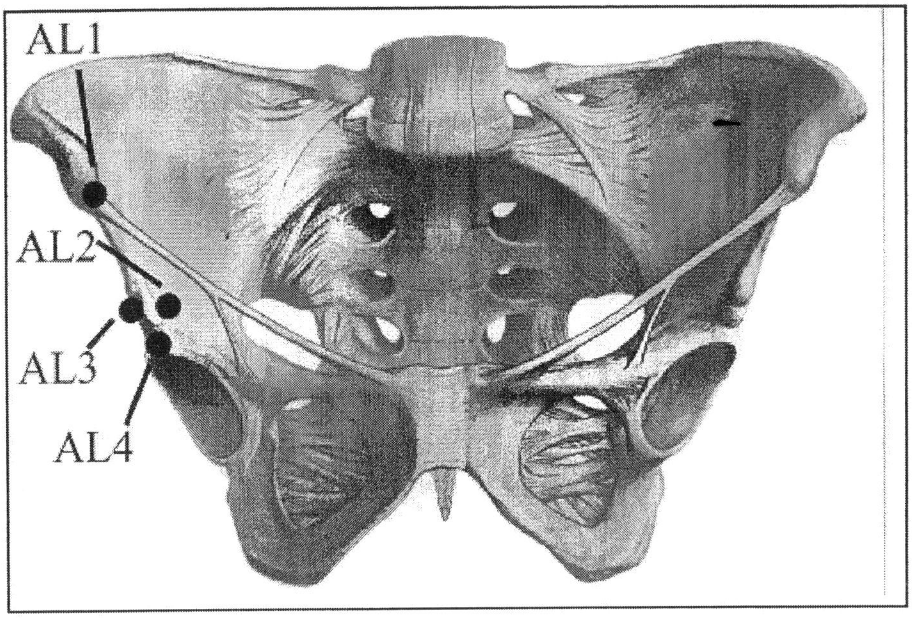

Tender points pour AL1-4

AL5

Tender Pt. Partie antéro-supérieure de l'os pubis A 1 cm de la symphyse pubienne , vers l'extérieur

Traitement Patient en decubitus. Opérateur du côté du tender point
Flexion- marquée
Latéroflexion opposée(la hanche du patient se déplace vers le haut)
Rotation-opposée(genoux du patient vers l'opérateur)

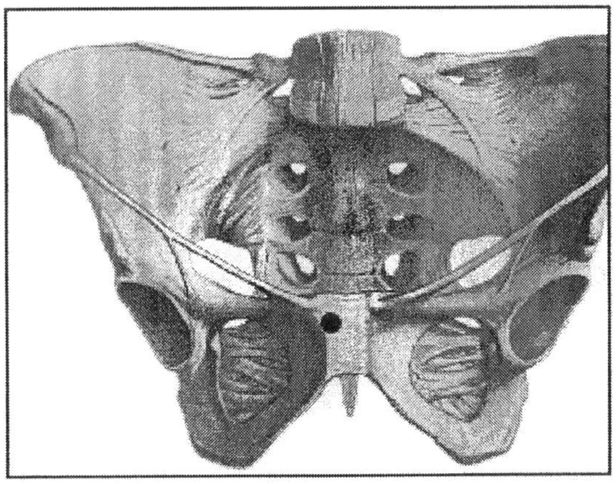

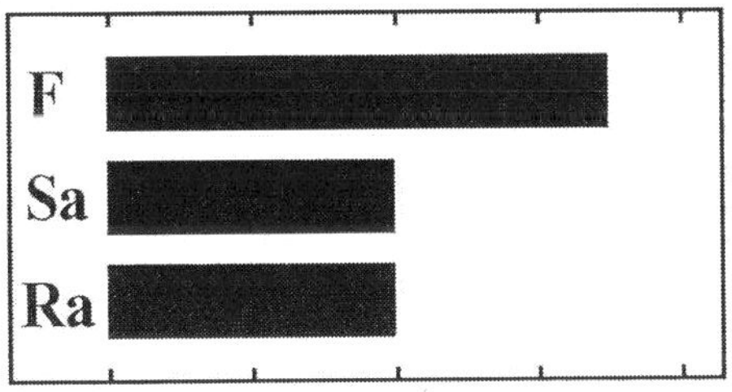

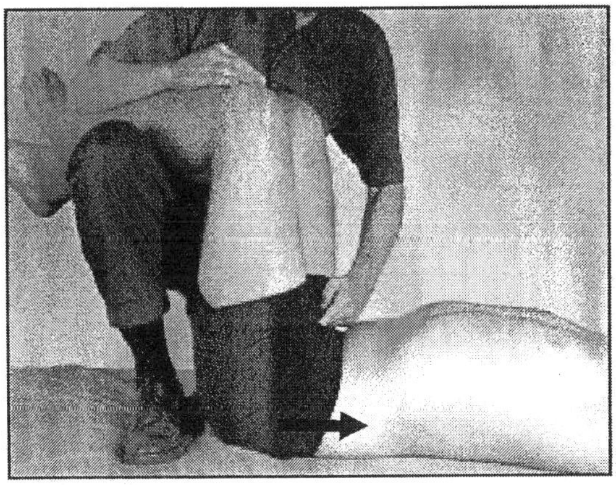

Ligament Inguinal

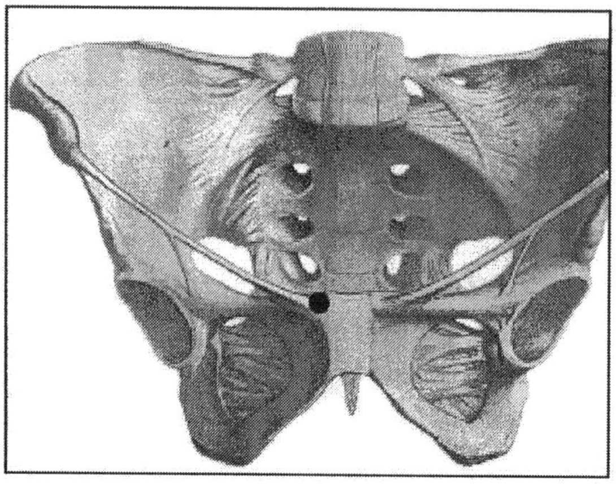

Tender Pt. Face supérieure de l'os pubis près de l'insertion du ligament inguinal.

Traitement Patient en decubitus. Opérateur debout du côté du tender point.

Flexion- Fléchir les 2 jambes à 90° et les poser sur la cuisse de l'opérateur. Déplacer la jambe du côté malade sous la jambe opposée du patient. Ceci produit un croisement des genoux et des cuisses..

Adduction- du femur.

Rotation- interne du femur en déplaçant la jambe homolatérale inférieure sur le côté(vers l'opérateur)

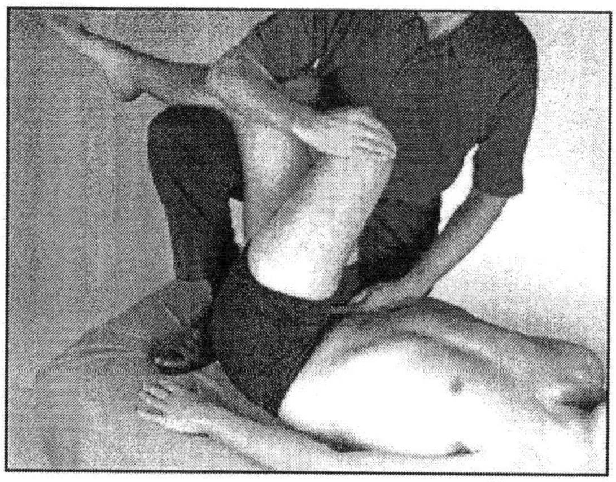

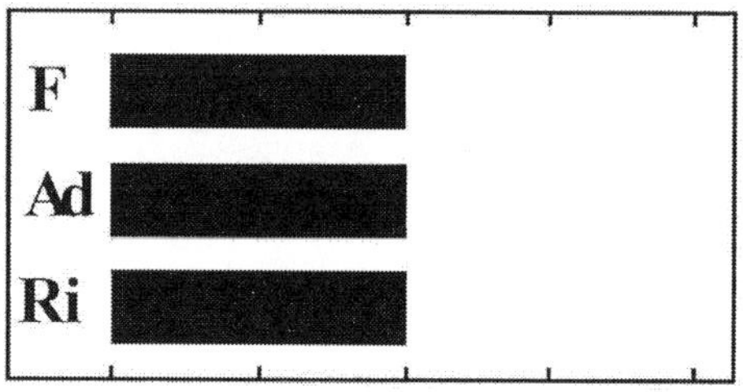

Iliacus

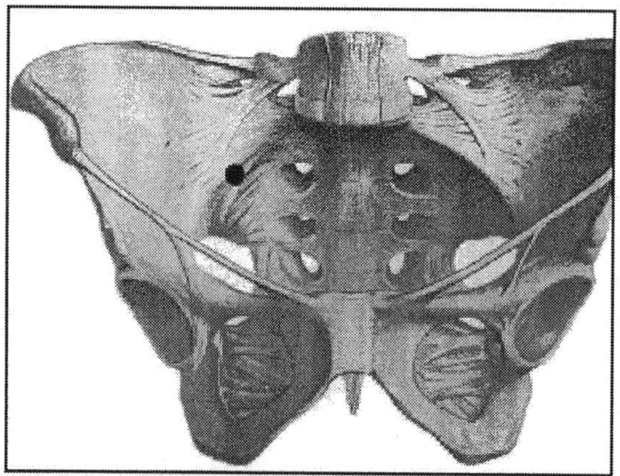

Tender Pt. En avant et en profondeur dans la fosse iliaque

Traitement Patient en decubitus. On peut placer un coussin sous les fesses pour remonter le pelvis, ce qui augmente la flexion

Flexion extrême bilatérale des hanches

Rotation extrême bilatérale externe des hanches

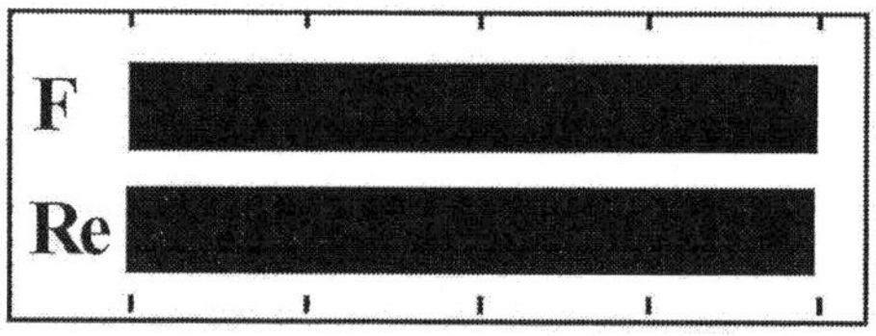

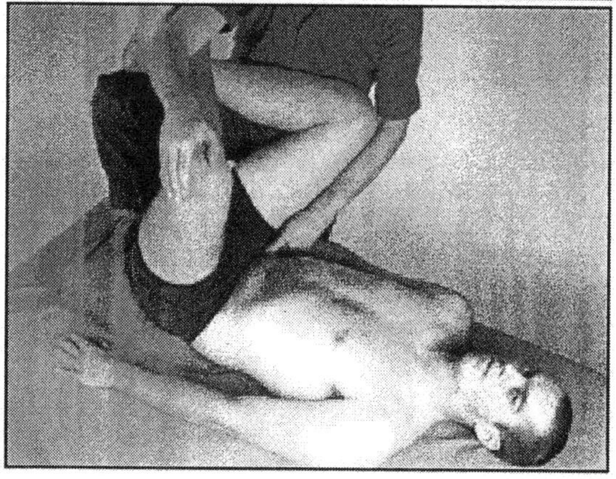

Ilion bas
Low Ilium (Sacroiliac)

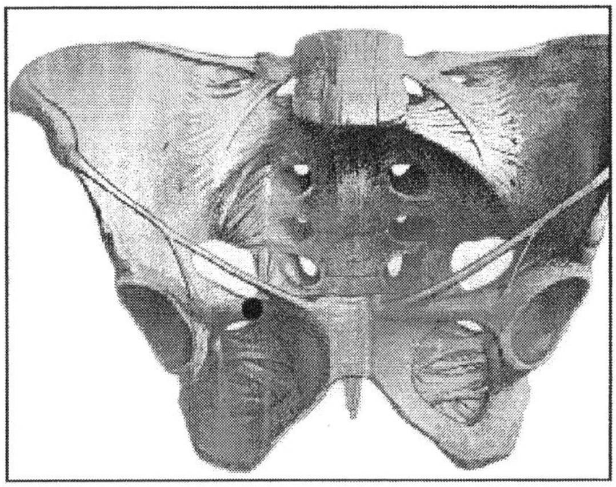

Tender Pt. Face antérieure de la branche latérale du pubis

Traitement Patient en decubitus.
Flexion-de la cuisse du côté atteint,habituellement à 90°
Abduction- parfois nécessaire
Pas de latéroflexion
Pas de rotation

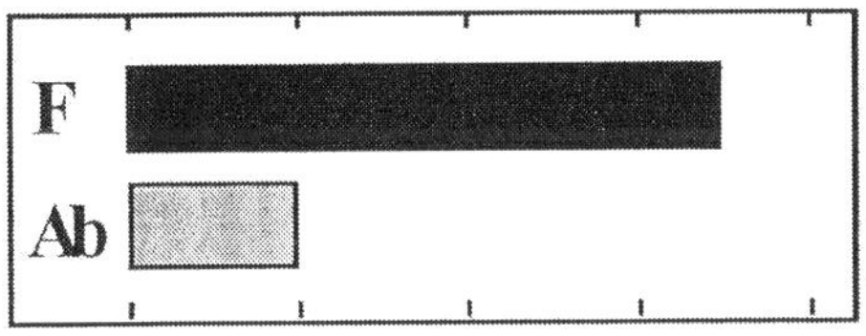

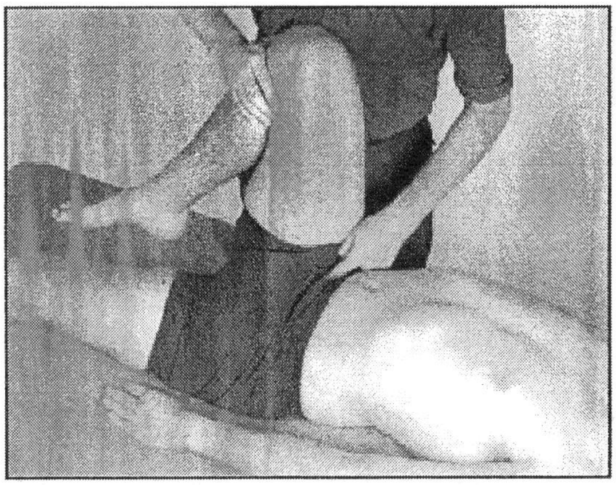

Notes

Tender Points Lombaires postérieurs et Pelvis

Les tender points lombaires postérieurs sont habituellement trouvés le long des apophyses épineuses (SP)comme pour la colonne thoracique, alors que les tender points situés sur la pointe des apophyses transverses(TP) sont abordés par une pression antéro-médiale selon un angle de 45°en raison de la masse myofasciale à traverser lors de la palpation. Ces tender points nécessitent une extension et une rotation opposée au tender point

Les Tender points sont également associés aux attaches musculaires et aux muscles du sacrum et du pelvis. L' Extension est le mouvement prédominant associé aux tender points postérieurs, cependant diverses quantités d'abduction, d'adduction et de rotation peuvent aussi être requises.

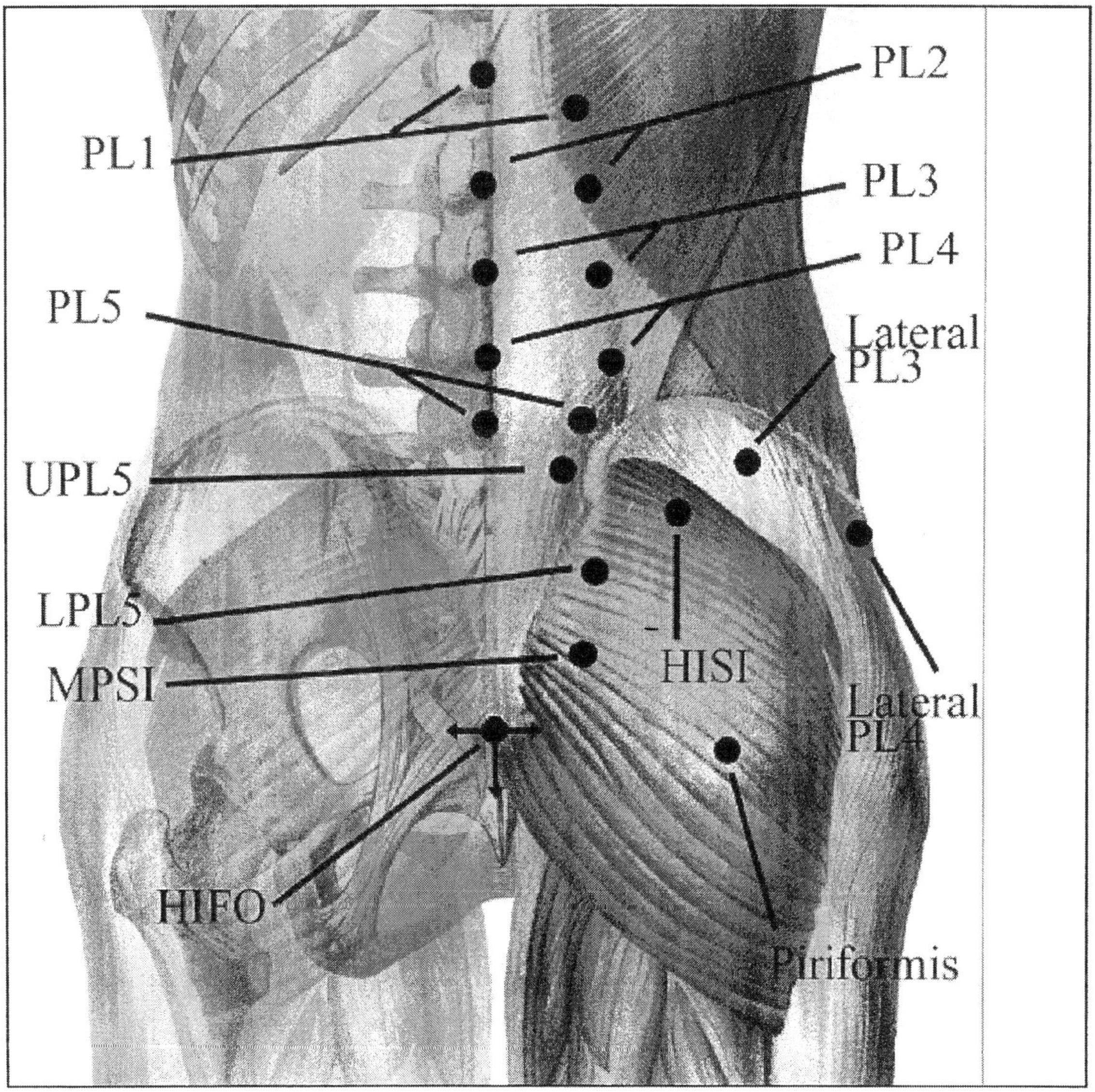

PL1-5 (SP) & (TP), PL3-4 Latéral, UPL5 (Upper Pole) Pôle supérieur

Tender Pts.

PL 1-5: De part et d'autre des apophyses épineuses (SP) ou sur la pointe des apophyses transverses (TP) de la vertèbre correspondante.

Lat L3: Dans la région fessière supérieure à mi-chemin entre l'EIPS(épine iliaque postérieure et supérieure) et le bord externe de la crête iliaque, à 1 cm au-dessus de l'EIPS.

Lat L4: Sur le bord externe de la crête iliaque dans la région fessière supérieure au niveau de l'EIPS.

UPL5: Juste au-dessus et en dedans de l'EIPS.

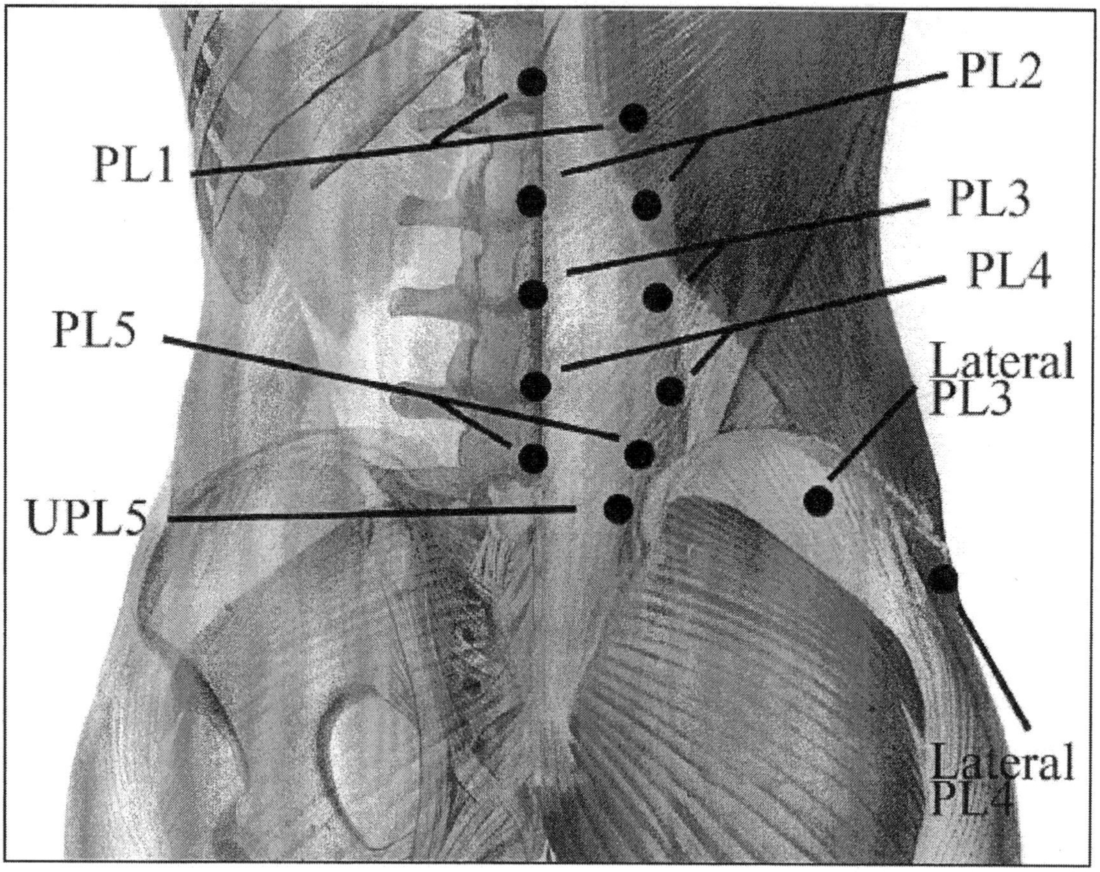

Traitement Patient en procubitus, opérateur du côté opposé. L'opérateur soulève les 2 membres inférieurs du patient (SP) ou le membre inférieur controlatéral(TP) en les maintenant au-dessus de son genou.

Extension- modérée à forte, davantage pour les lombaires supérieures

Latéroflexion opposée, déplacer les pieds du patient vers l'opérateur.

Rotation vers le point, soulever la jambe opposée à l'opérateur.

Note: En raison de l'extension marquée, la rotation va au-dessus du niveau du tender point. Elle va donc dans la même direction que la rotation du pied.

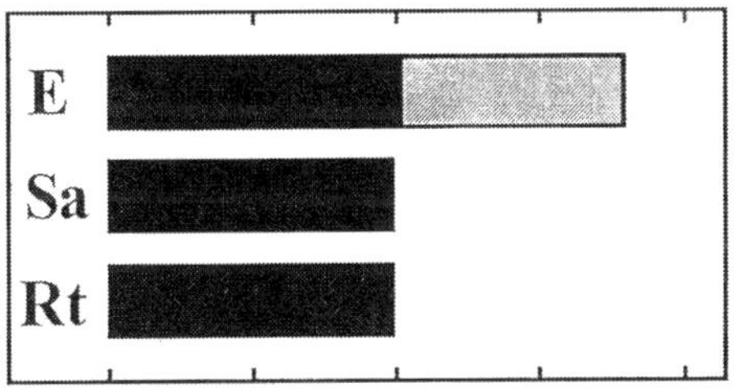

Variante de Traitement Lat L3-L4, UPL5

L'opérateur se tient du même côté que la dysfonction et lève la jambe du patient sur le genou de l'opérateur en la maintenant sur son genou.

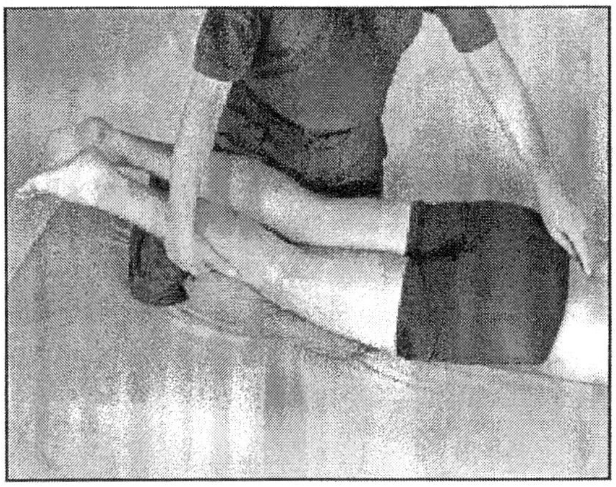

Position de traitement pour les tender points des épineuses(SP)

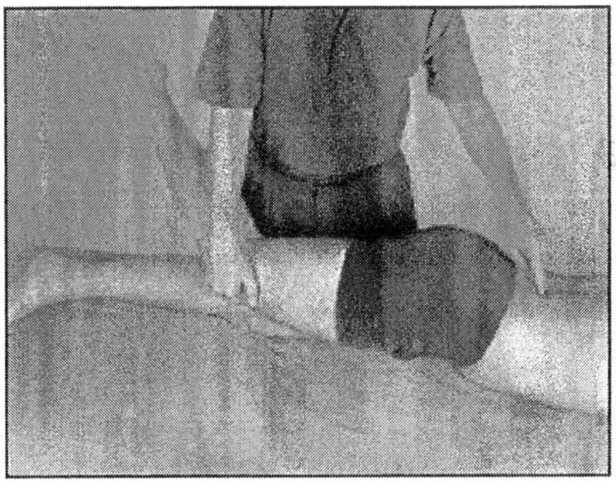

Position de traitement pour les tender points des transverses(TP)

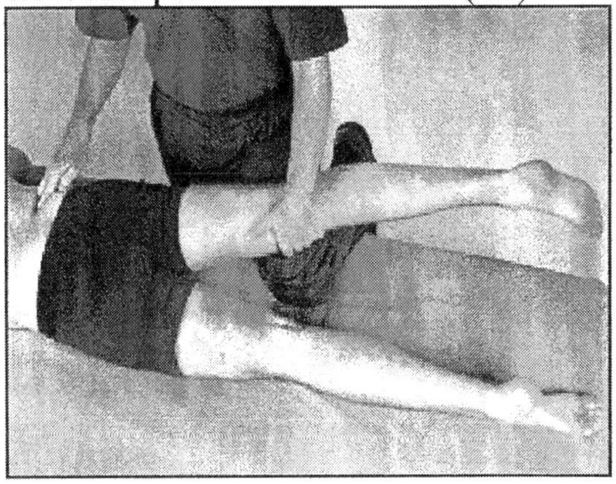

Variante pour Lat L3-L4, UPL5

LPL5 Pôle inférieur (Lower Pole)

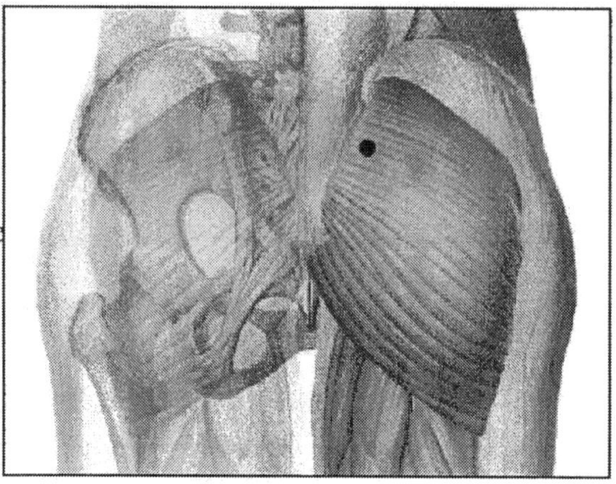

Tender Pt. 1 cm sous l'EIPS dans l'ensellure qui la relie à l'EIPI. Egalement sur l'apophyses épineuse de L5.

Traitement Patient en procubitus. Opérateur assis du côté de la dysfonction.La jambe du côté atteint est suspendue le long de la table et repose sur la cuisse de l'opérateur.La cuisse du patient est fléchie à 90°. Le pelvis du patient est en rotation opposéeet le genou est en légère adduction

Flexion.
Latéroflexion -homolatérale.
Rotation- homolatérale

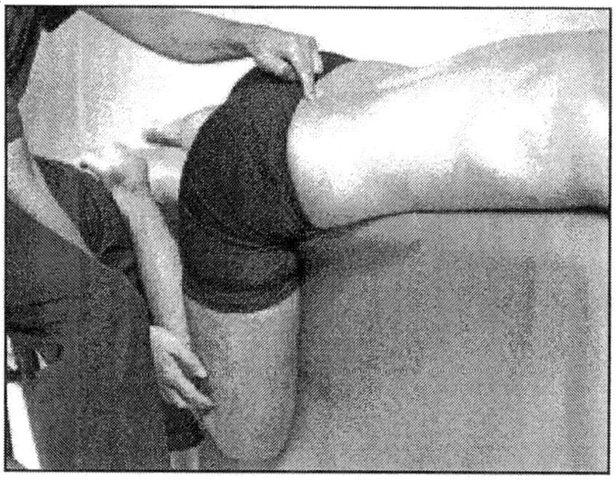

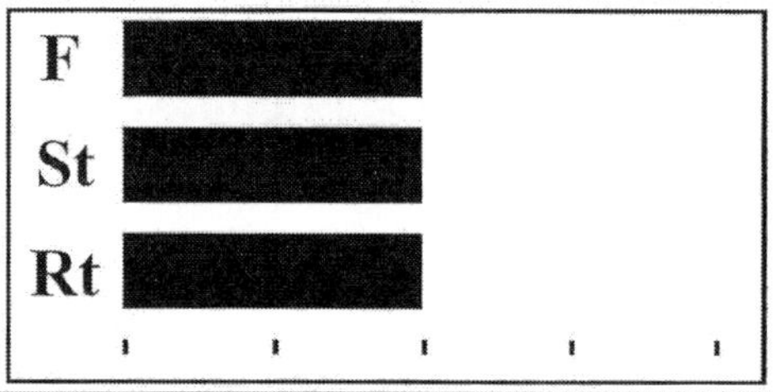

High Ilium Sacroiliac (HISI)

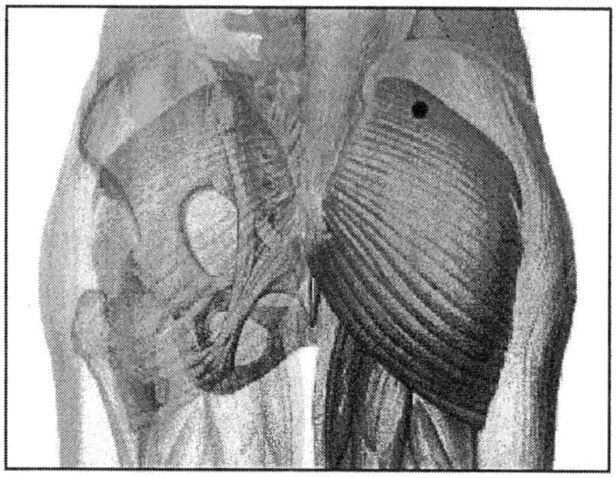

Tender Pt. 4-5 cm à l'extérieur de l'Epine Iliaque Postéro-Supérieure.

Traitement Patient en decubitus.
Extension.
Abduction- légère.

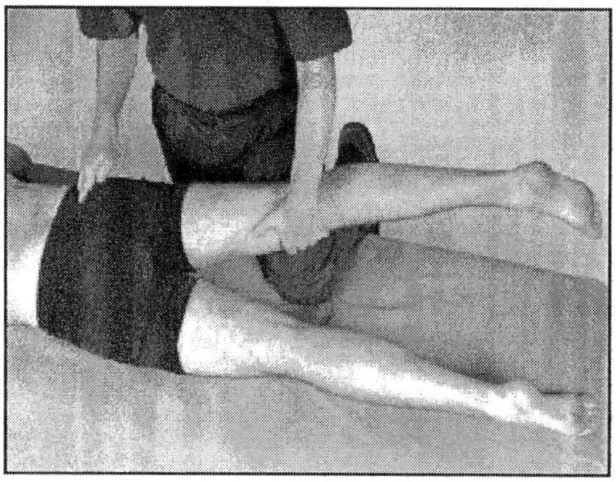

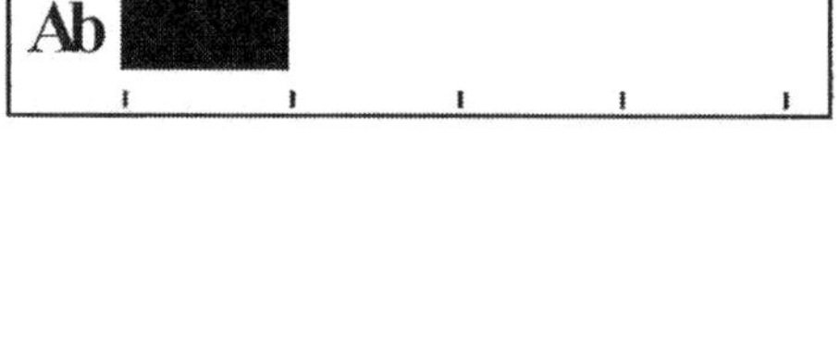

Mid-Pole Sacroiliac: Ilion en Inversion supérieure(MPSI)

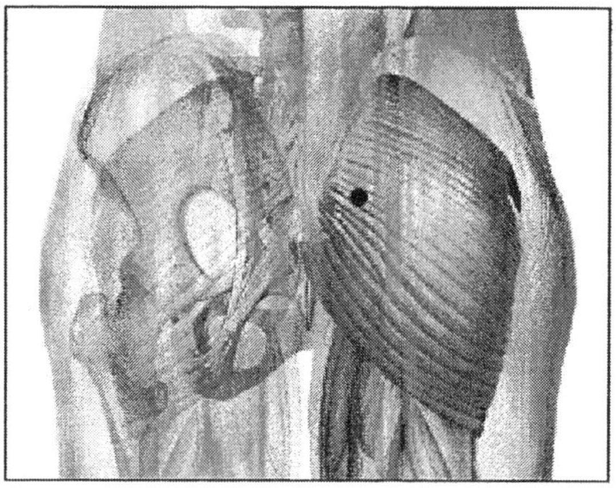

Tender Pt. 3-4 cm en dessous de l'épine iliaque postéro-supérieure dans une dépression musculaire le long du sacrum. Aborder le tender point par le côté.

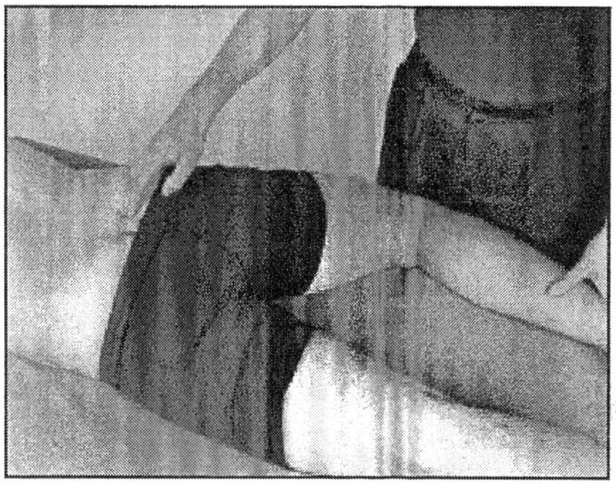

Traitement Patient en procubitus.
Flexion- légère de la hanche et du genou.
Abduction- de la jambe, sa composante majeure
Rotation- externe de la hanche

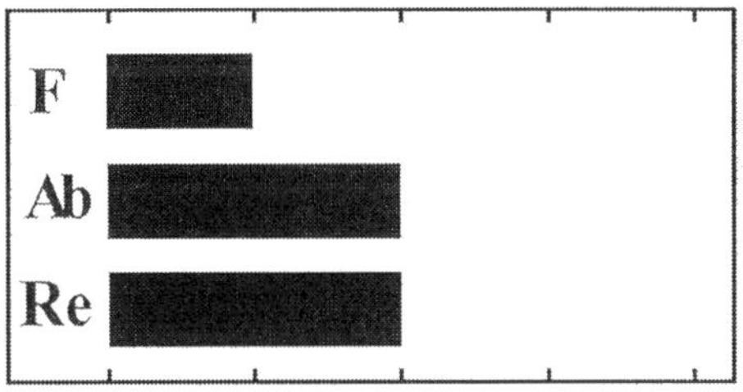

Piriformis (PIR)

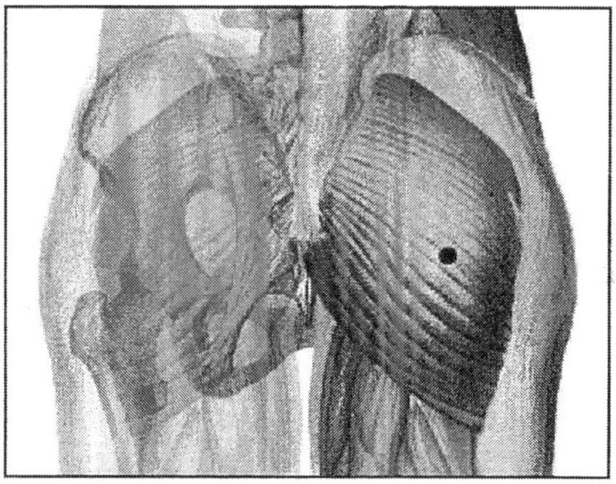

Tender Pt. Dans le muscle piriformis à 8-9 cm en dedans et légèrement en-dessous du trochanter.

Traitement Similaire à PL5.
Patient en procubitus. Opérateur assis du côté du tender point.La jambe du patient est suspendue à côté de la table et repose sur la cuisse de l'opérateur.
Flexion- de la hanche à 135°.
Abduction- légère du genou
Rotation- variable interne ou externe

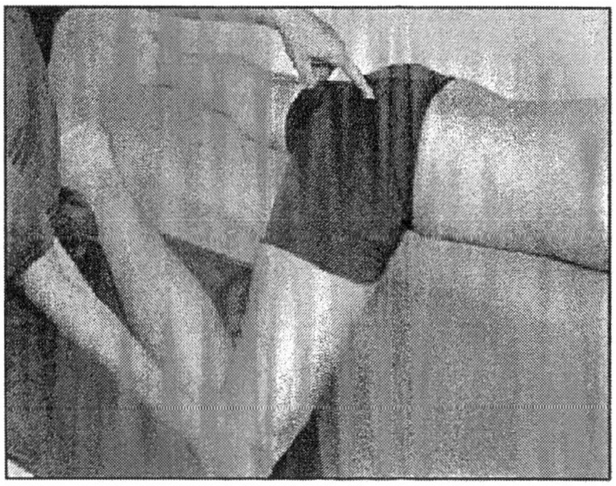

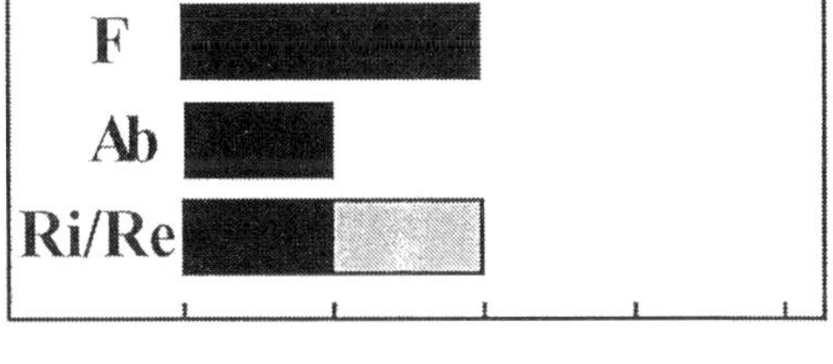

High Ilium Flare Out (HIFO)

Parfois associée à une coccygodynie

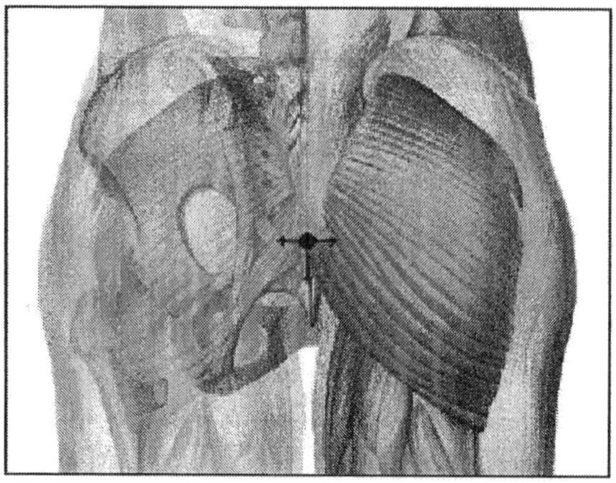

Tender Pts. A la jonction sacro-coccygienne ou sur le coccyx.

Traitement Patient en procubitus.Opérateur du côté du tender point.Soulever le la jambe du côté atteint suffisament pour dégager la jambe opposée et créer une adduction en ciseaux. La correction est réalisée en augmentant l'ilion haut et l'eversion. Occasionnellement la jambe opposée est en adduction et en extension.

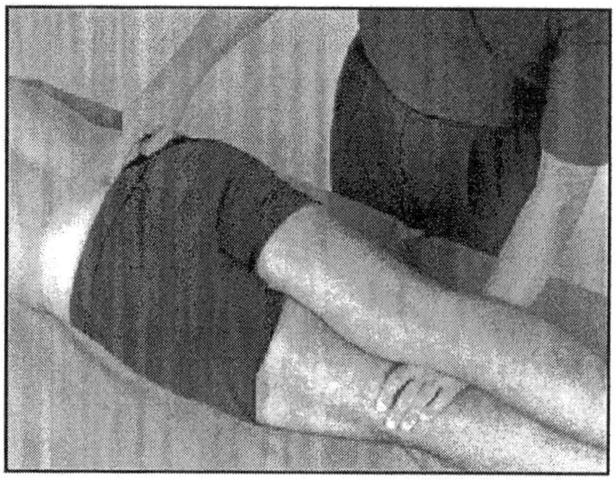

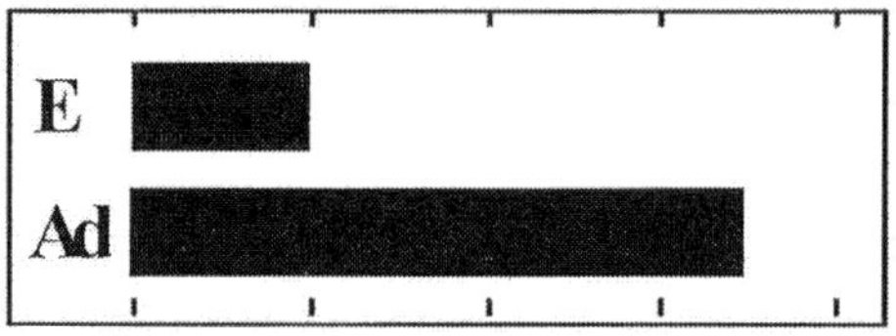

Tender Points de la Région Axillaire

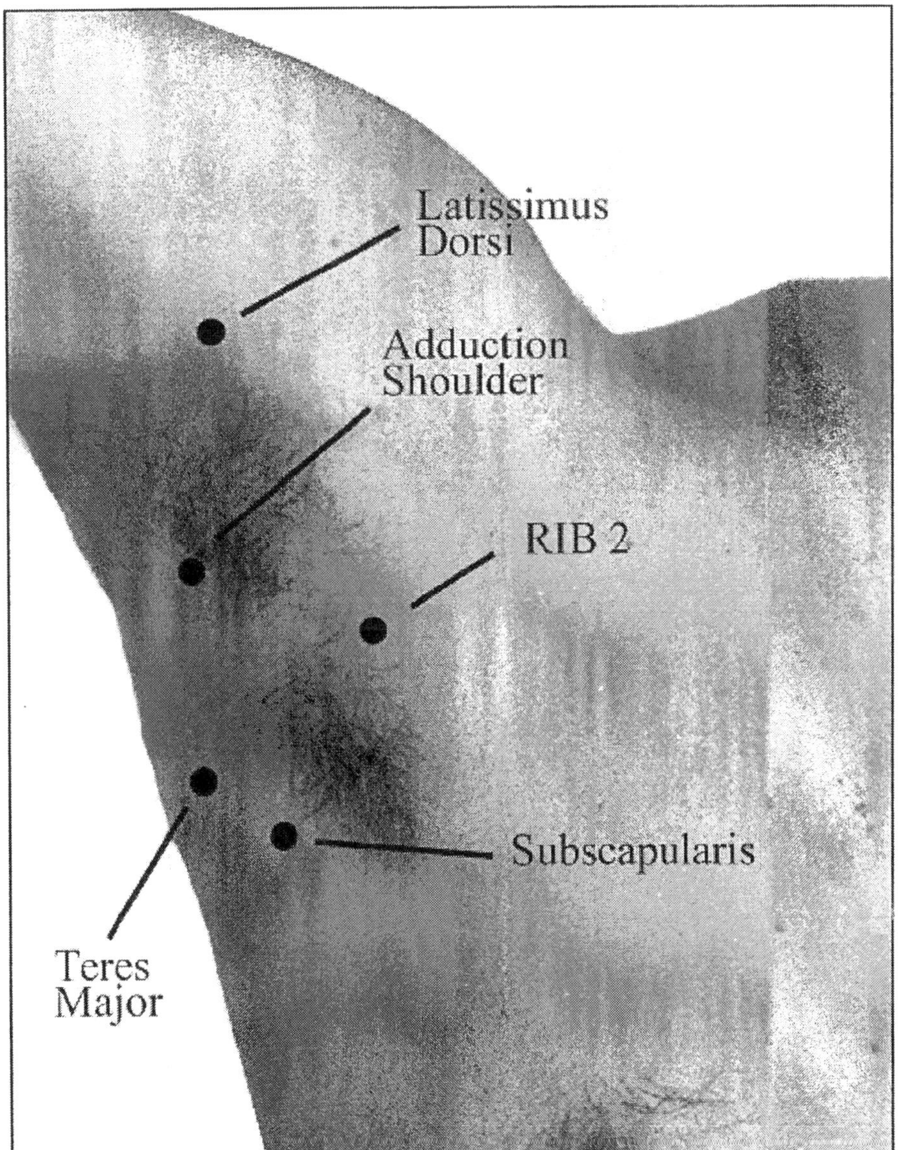

2ème Côte (R2)

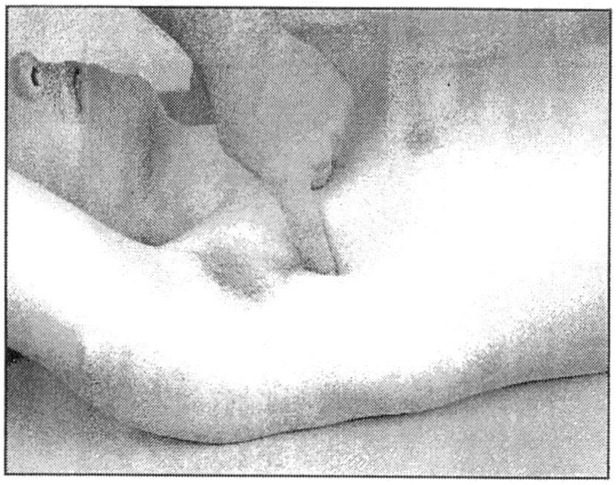

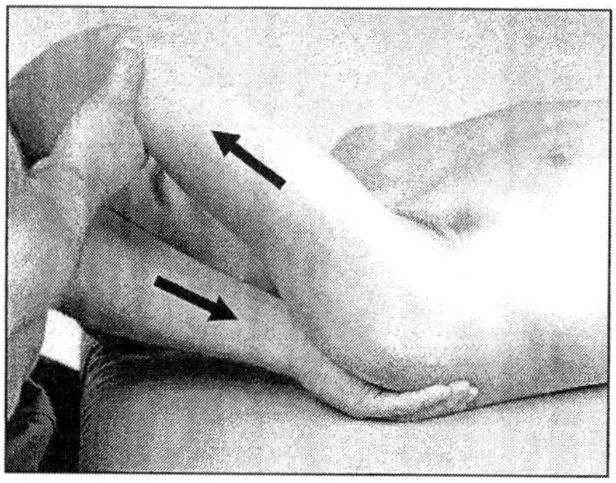

Tender Pt. Dans la profondeur du creux axillaire sur la ligne axillaire moyenne.

Traitement Patient en decubitus, opérateur du côté du tender point
Abduction- marquée de l'épaule.
Traction- douce.

L'omoplate,la clavicule et l'articulation A-C peuvent être stabilisées en comprimant l'épaule vers l'intérieur sur l'articulation gléno-humérale.

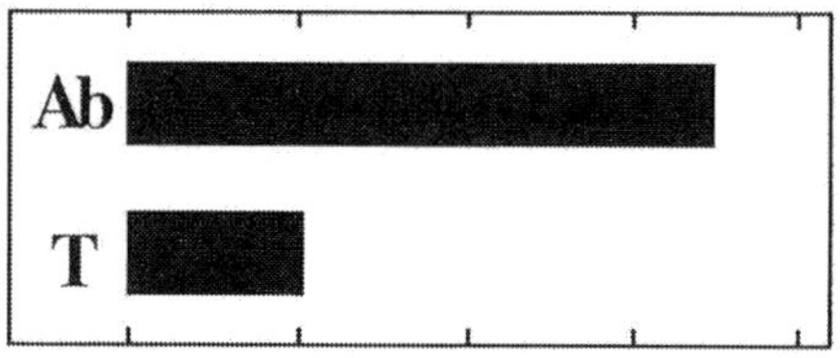

Sous-scapulaire (SUB)

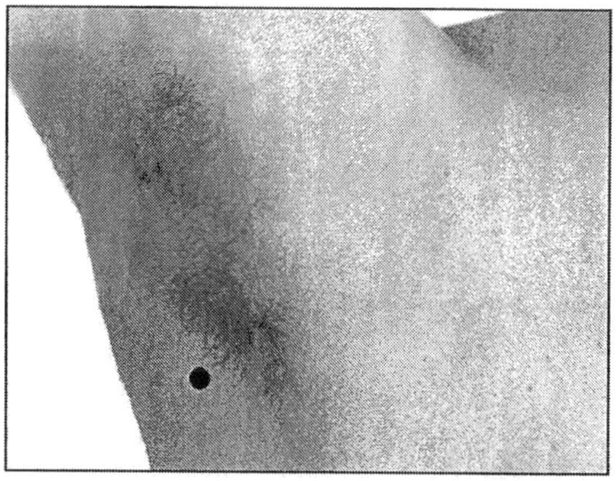

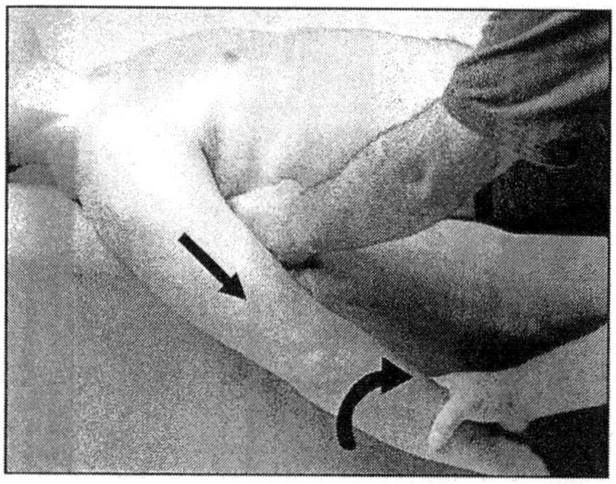

Tender Pt. Sur la face antérieure de l'omoplate dans le pli axillaire postérieur.

Traitement Patient en decubitus, épaule sur la table.
Extension- 30°– 40°
Rotation- interne
Abduction- légère
Traction- habituellement marquée, 3kg,
Demander verbalement au patient de relâcher l'épaule.

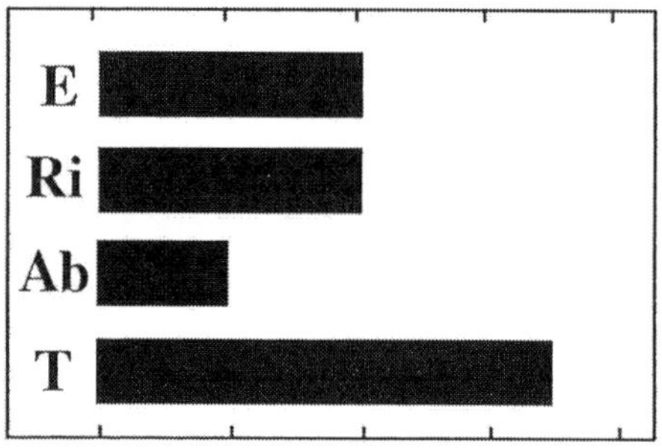

Teres Major (TM)
Grand Rond

Tender Pt. sur le bord latéral de l'omoplate

Traitement Patient en decubitus
Extension- modérée
Abduction- légère
Rotation- interne marquée

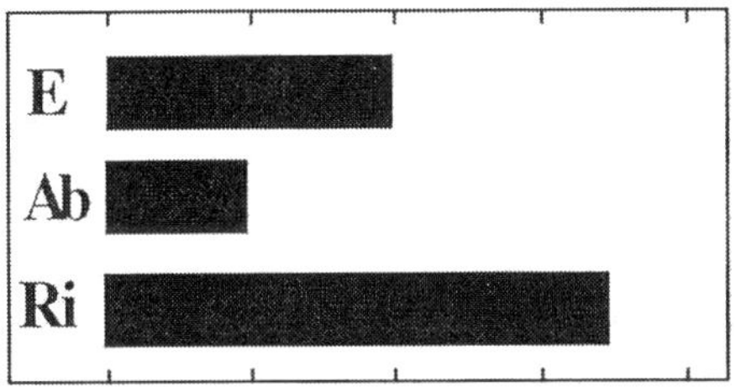

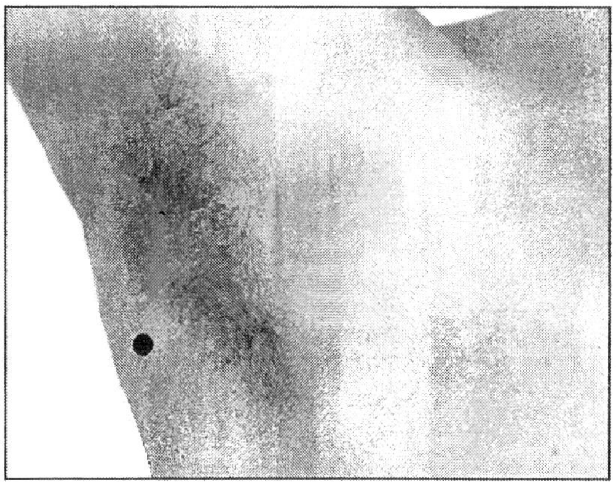

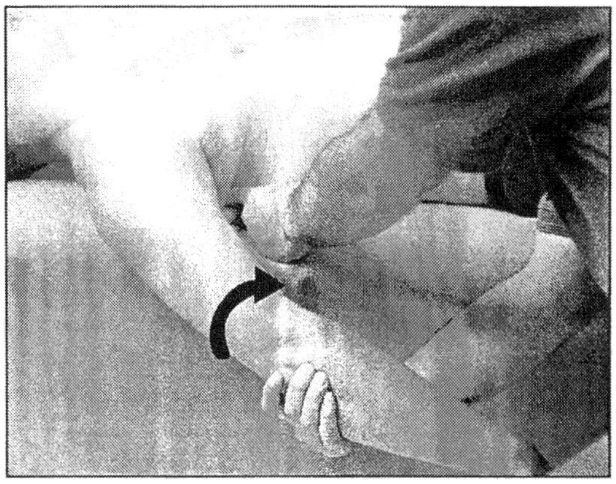

Epaule en Adduction
(Epaule gelée)

Tender Pt. Haut sur la paroi latérale du creux axillaire. Le diagnostic est porté si le patient maintient son coude serré sur la poitrine et ne le bouge pas.

Traitement Patient en decubitus. L'opérateur place une main dans le creux axillaire du patient, l'autre sur le coude induisant une hyperadduction de l'épaule.
Adduction- marquée
Rotation- interne légère
Compression- légère au coude

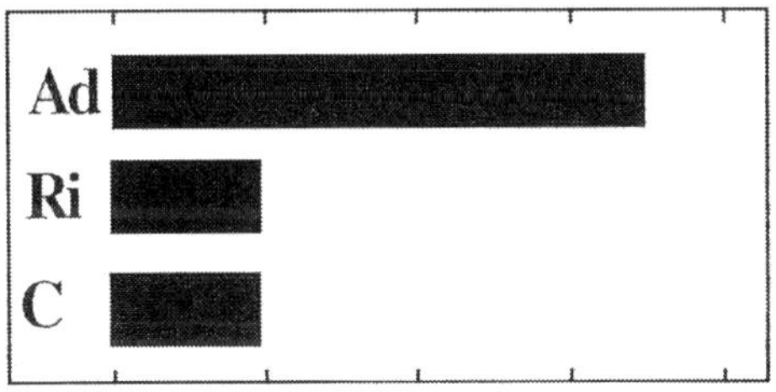

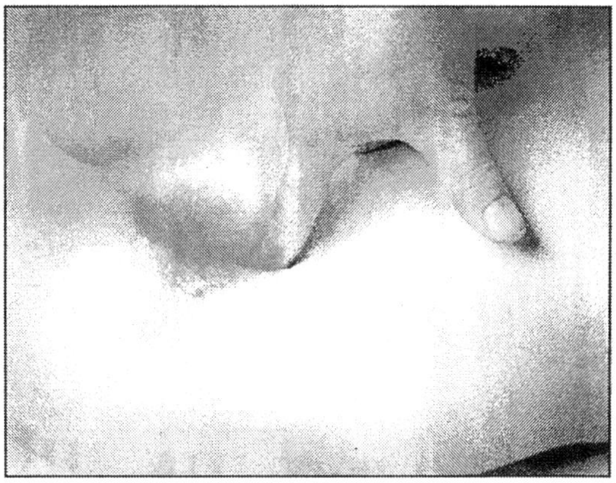

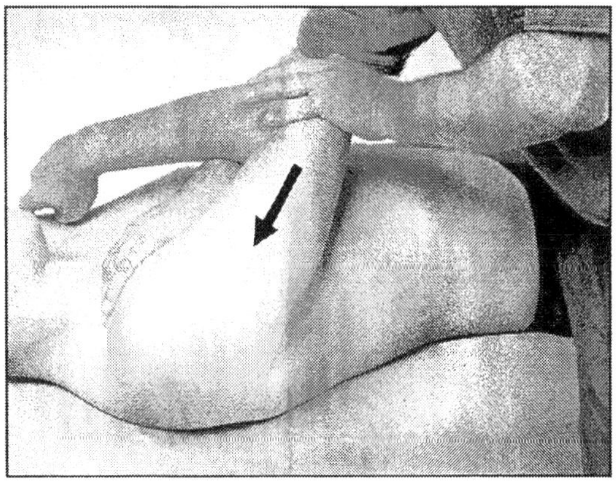

Latissimus Dorsi (LD)
Grand Dorsal

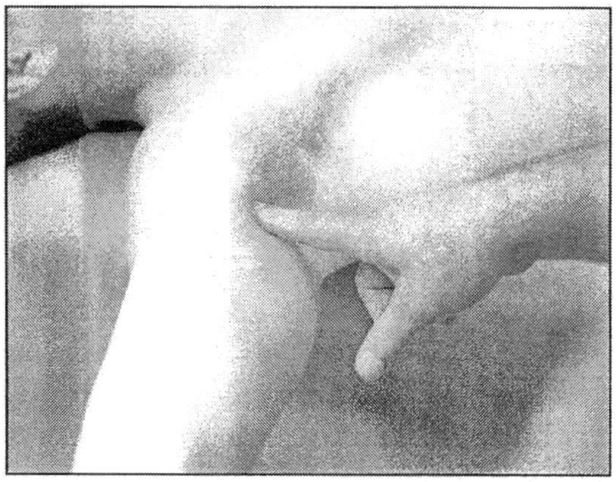

Tender Pt. — Sur la face supéro-interne de la diaphyse humérale dans la paroi latérale du creux axillaire

Traitement — Patient en decubitus avec épaule hors de la table. L'opérateur applique une traction du bras vers le poignet.
Extension- 30-40°
Abduction- environ 30°
Rotation- interne
Traction- forte

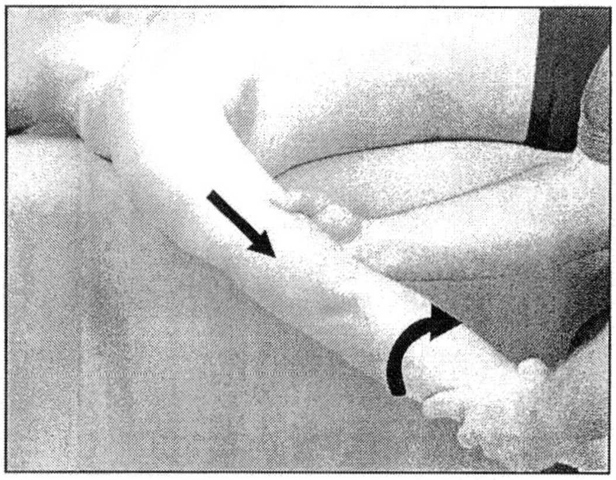

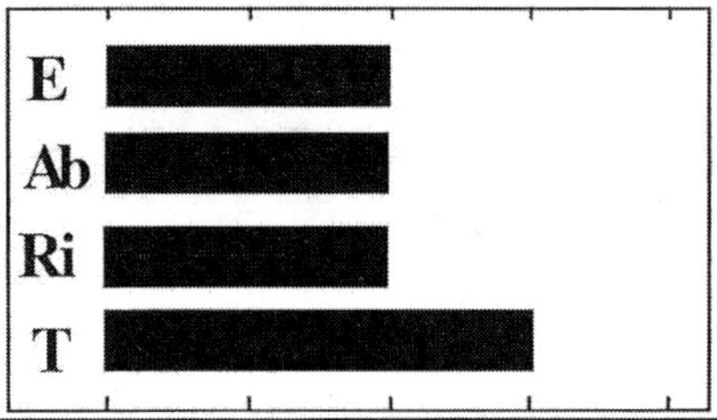

Tender Points de l'Epaule Postérieure

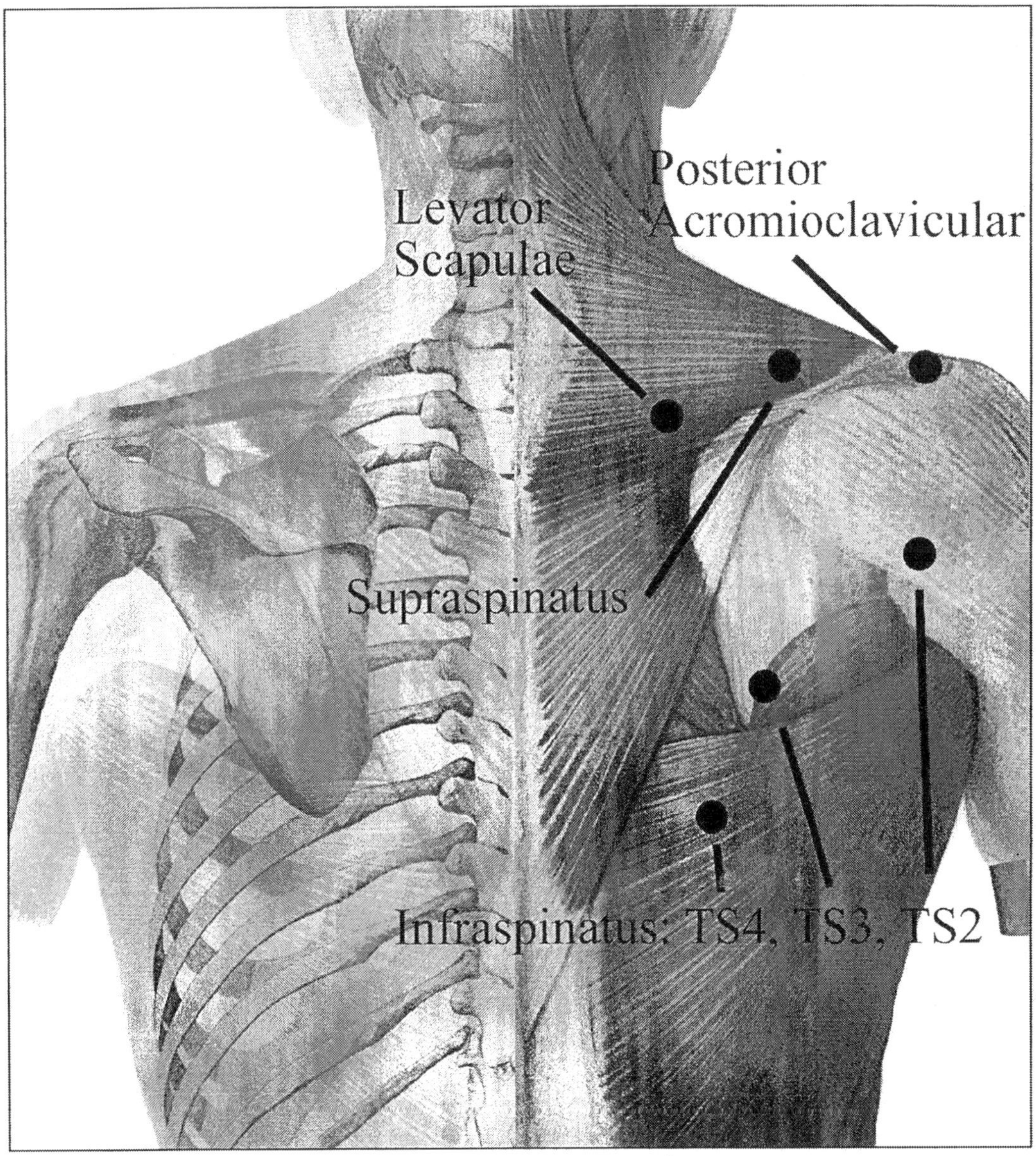

Supraspinatus (SPI)
Sus Epineux

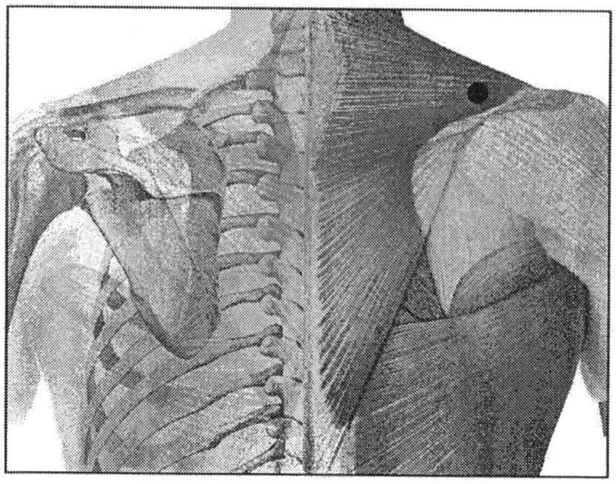

Tender Pt. En dedans de l'articulation A-C postérieur dans la fosse sus-épineuse.

Infraspinatus
Sous-Epineux Seconde Epaule Thoracique(TS2)

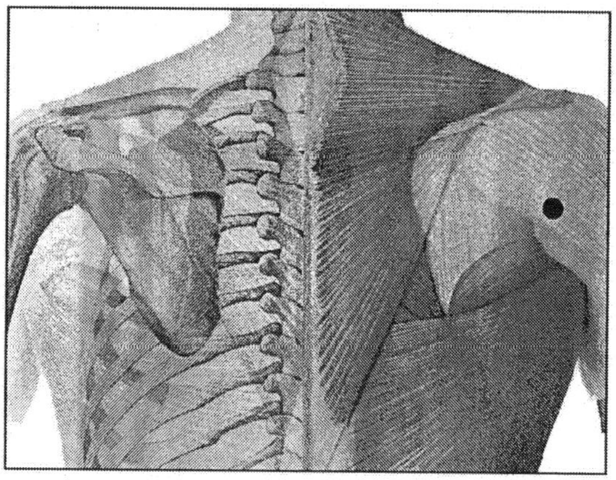

Tender Pt. 1 cm. Sous le bord latéral de l'épine de l'omoplate

Infraspinatus
Sous -Epineux Troisième Epaule Thoracique(TS3)

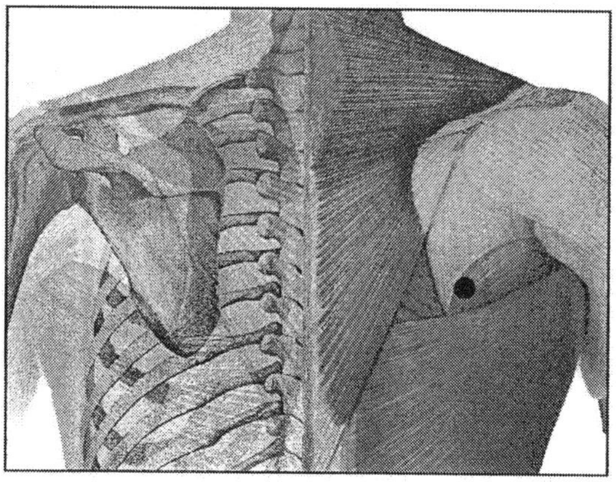

Tender Pt. Dans le muscle sous-épineux, 7-8 cm. sous l'épine de l'omoplate et à 2-3 cm. à l'extérieur du bord interne.

Infraspinatus
Sous-Epineux 4ème
Epaule Thoracique(TS4)

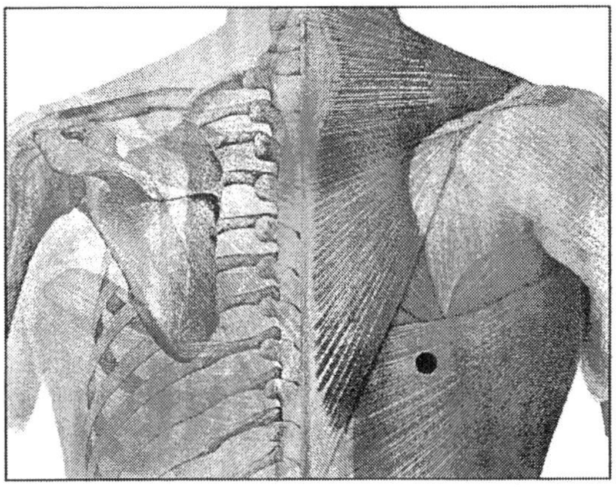

Tender Pt. Dans la masse musculaire à la pointe inférieure de l'omoplate.

Traitement des Tender Points Infraspinatus et Supraspinatus :

Traitement Patient en decubitus, L'opérateur élève le bras du patient au-dessus de la tête (Statue de la Liberté)
Flexion- 90°
Rotation- externe variable
Adduction- légère
Traction- douce

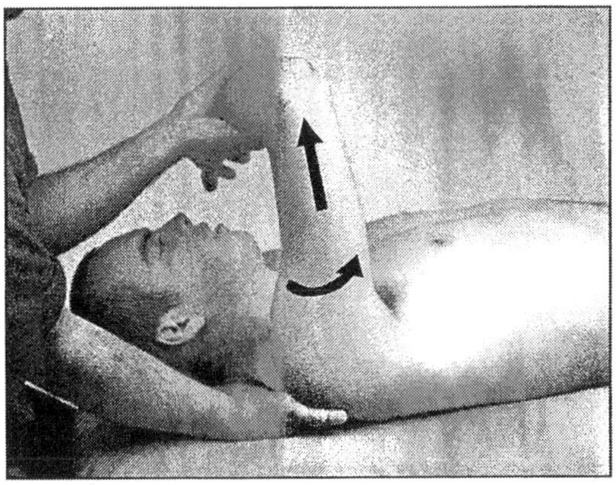

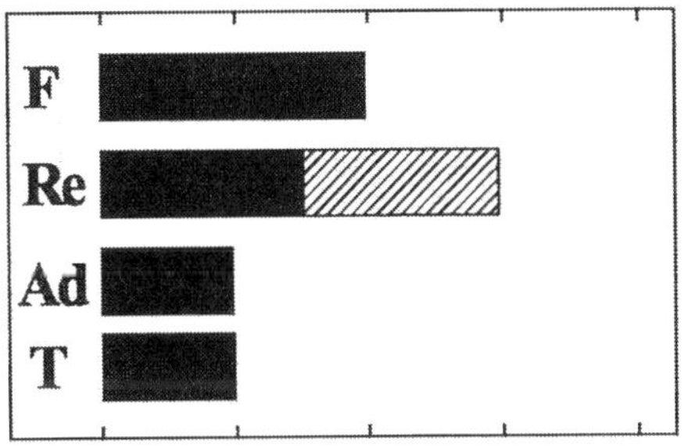

Acromioclaviculaire Postérieure (PAC)

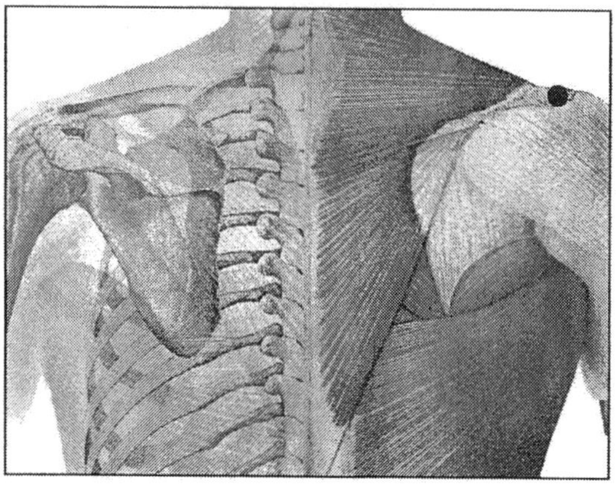

Tender Pt. Face postéro-latérale et supérieure de l'acromion.

Traitement Patient en procubitus. L'opérateur exerce une traction du bras vers le poignet.

Extension- légère
Adduction- légère
Traction- marquée

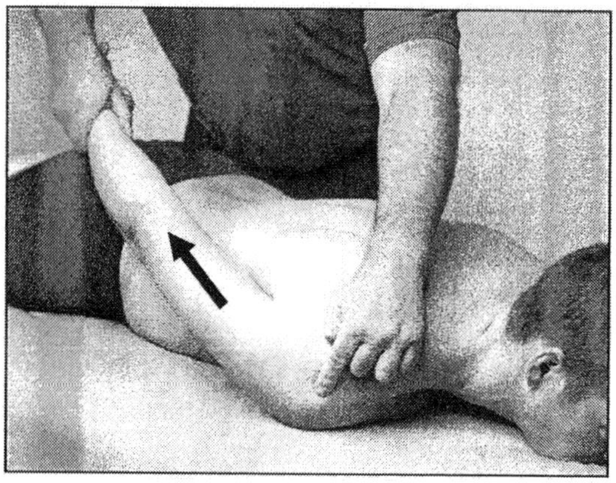

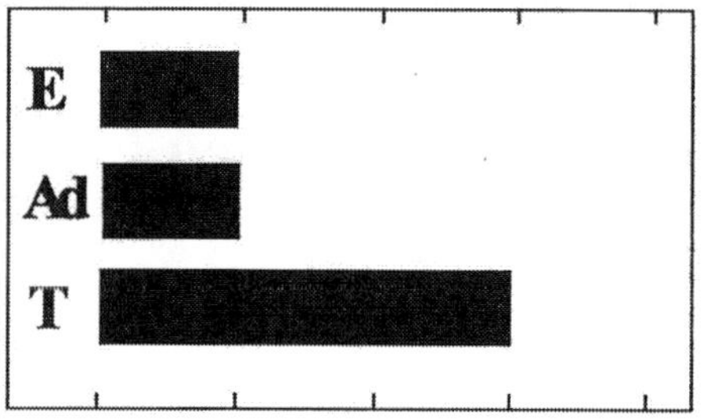

Levator Scapulae (LS) Angulaire

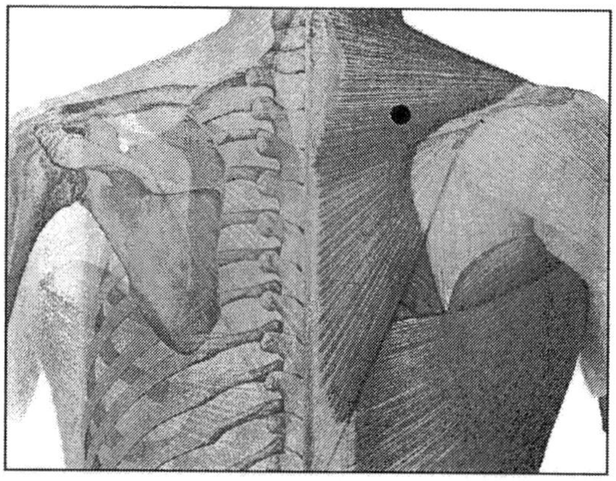

Tender Pt. Dans le tissu musculaire sur l'angle supéro-externe de l'omoplate.

Traitement Patient en procubitus, tête tournée vers le TP. Opérateur du côté du tender point. Le patient saisit la jambe de l'opérateur pour induire une rotation du bras.

Rotation- modérée du bras interne ou externe (en choisissant la plus agréable pour le patient)
Traction- marquée

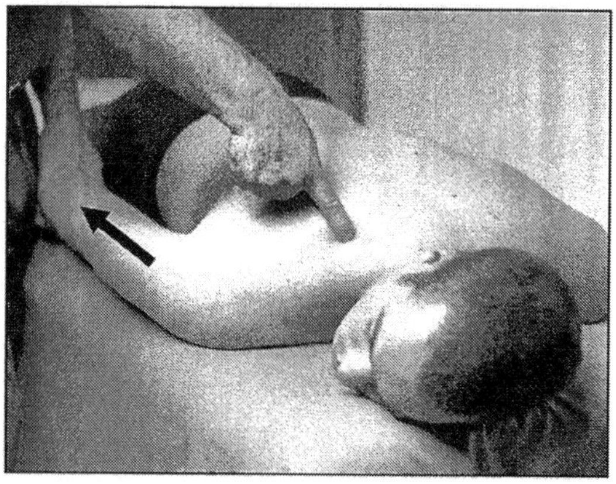

Tender Points de l'Extrémité Supérieure

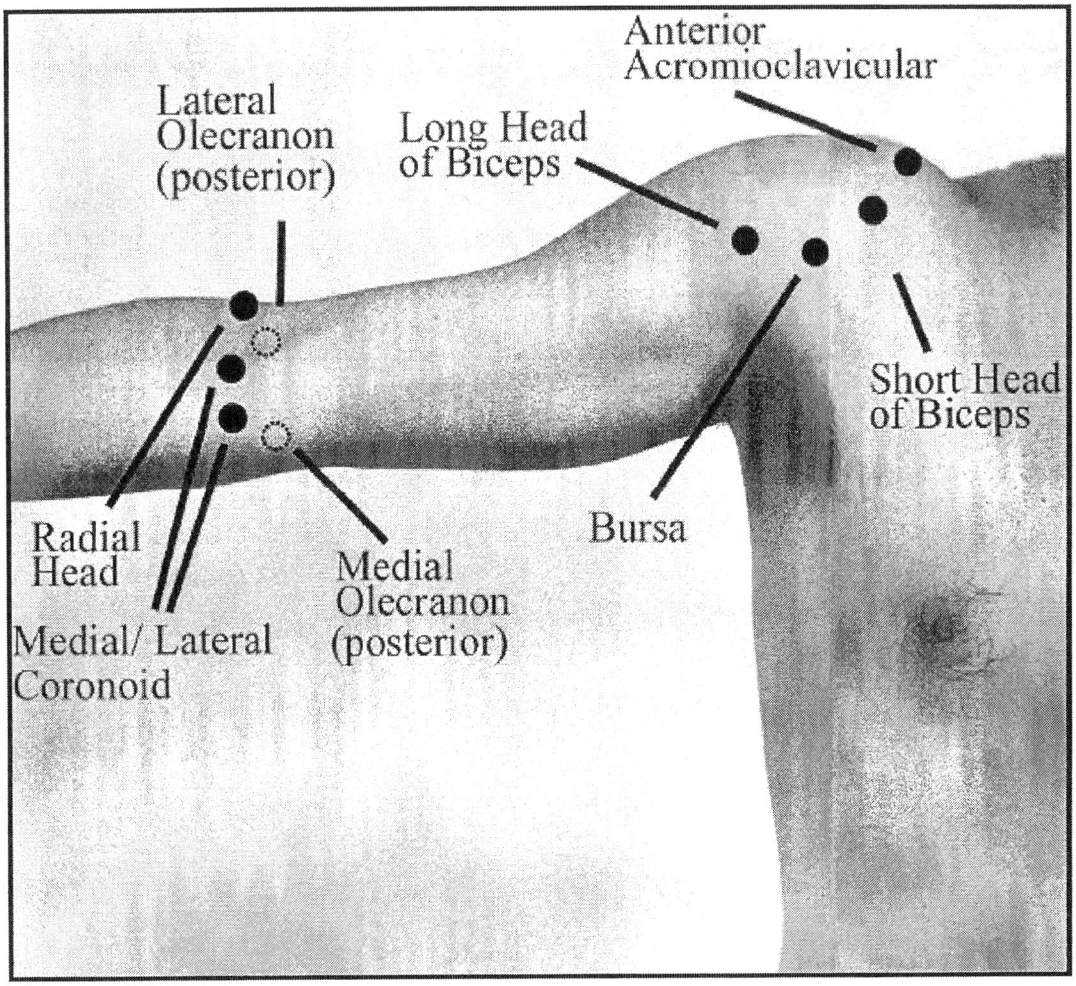

Acromio-claviculaire Antérieure (AAC)

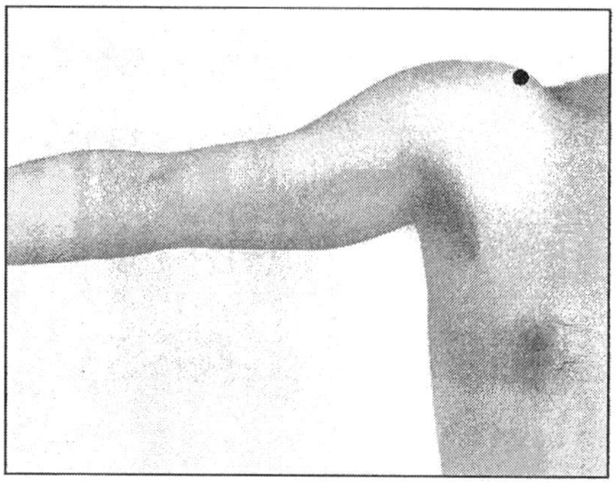

Tender Pt. Surface antérieure de la clavicule distale.

Traitement Patient en decubitus. Opérateur du côté opposé au TP applique une traction vers le bas sur le bras qui croise le thorax.
Adduction- variable 30-50°
Flexion- légère
Rotation- interne
Traction- modérée

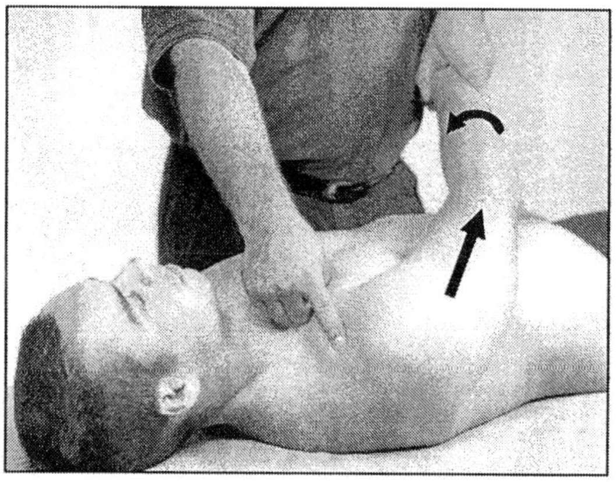

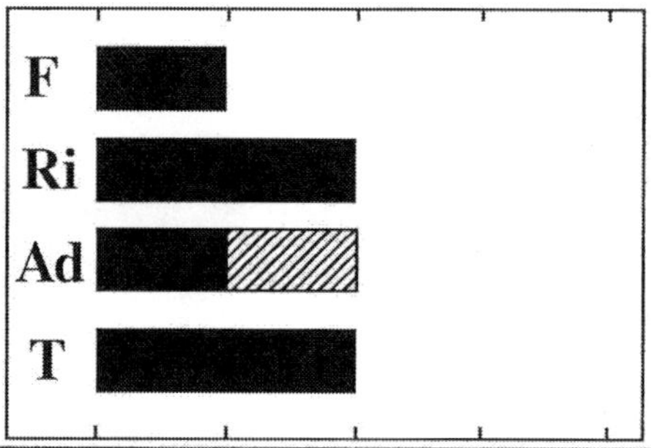

Courte Portion du Biceps (SHB)

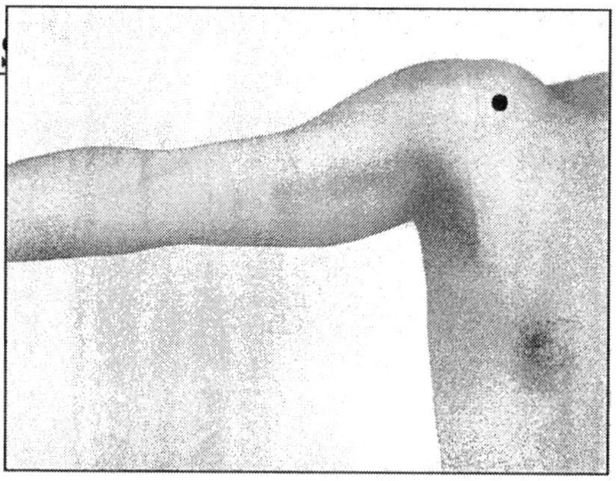

Tender Pt. Face inféro-latérale de l'apophyse coracoïde

Traitement Patient en decubitus.
Flexion- variable
Adduction- modérée
Rotation- habituellement interne

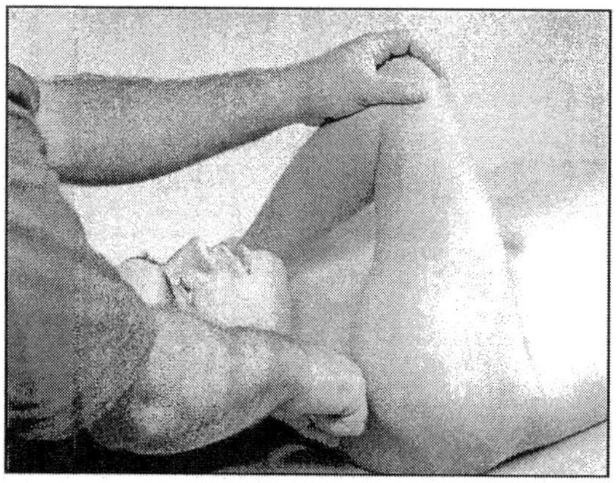

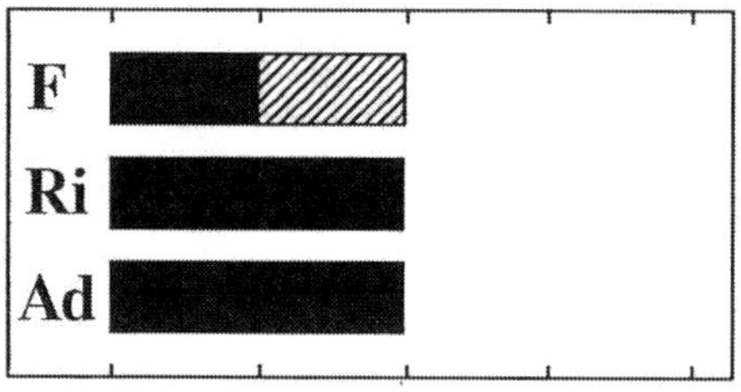

Longue Portion du Biceps (LHB)

Tender Pt. 5-7 cm à l' extérieur de l' AAC sur le tendon de la longue portion du biceps

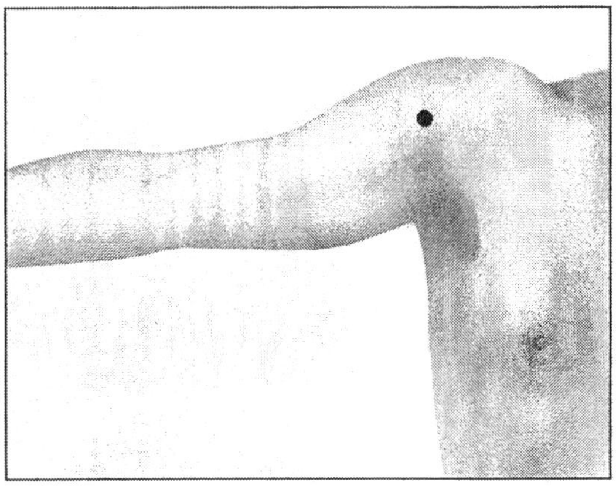

Bursa (BUR)

Tender Pt. 3-5 cm à l' extérieur et juste sous l' AAC.

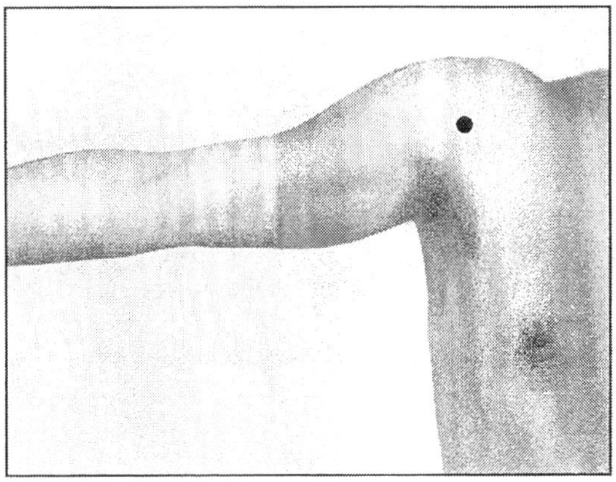

Traitement pour Longue Portion du Biceps et Bursa:

Traitement Patient en decubitus.
Flexion- épaule à 90°, Coude en flexion complète
Rotation- interne ou externe pour le confort

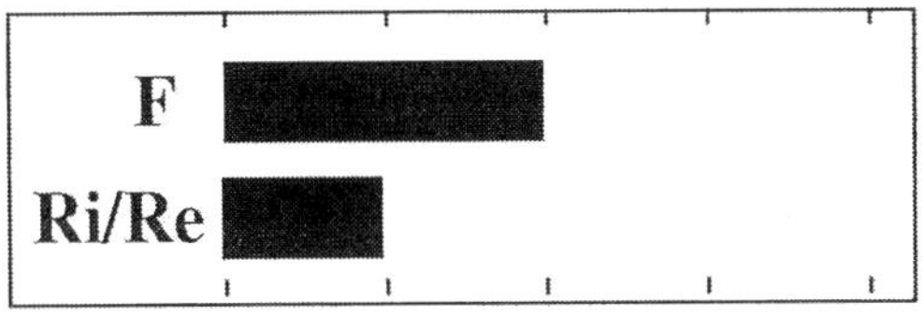

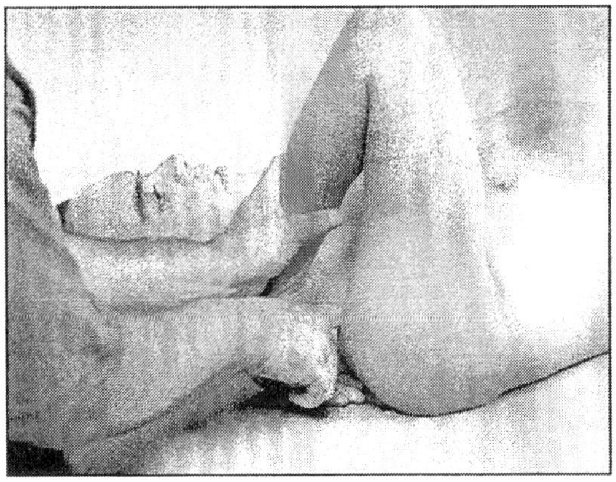

Tête Radiale (RAD)

Tender Pt. Sur la face antéro-externe de la tête proximale du radius.

Traitement
Patient en decubitus.
Extension- complète du coude.
Abduction- modérée du coude
Supination- marquée de l'avant-bras

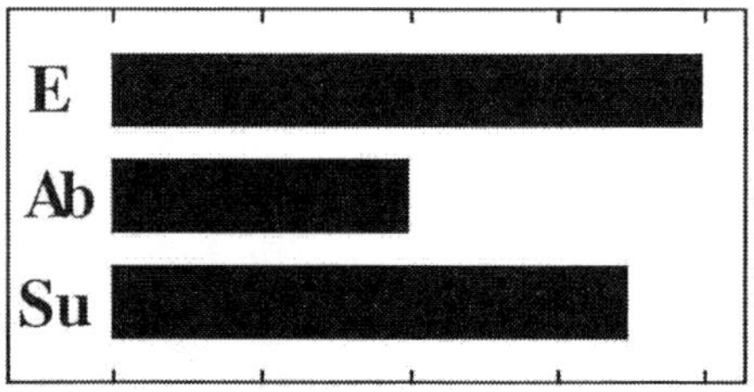

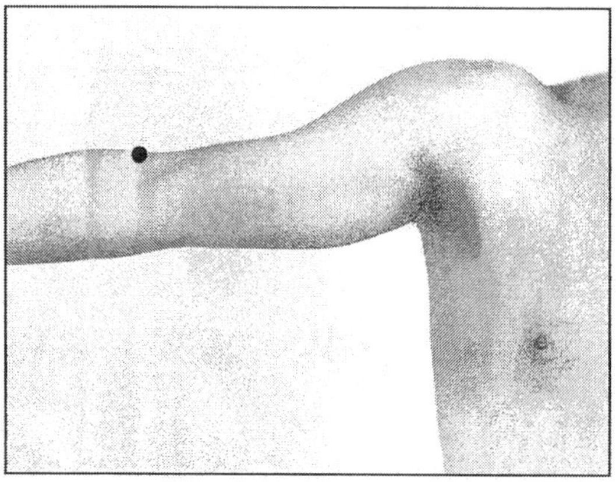

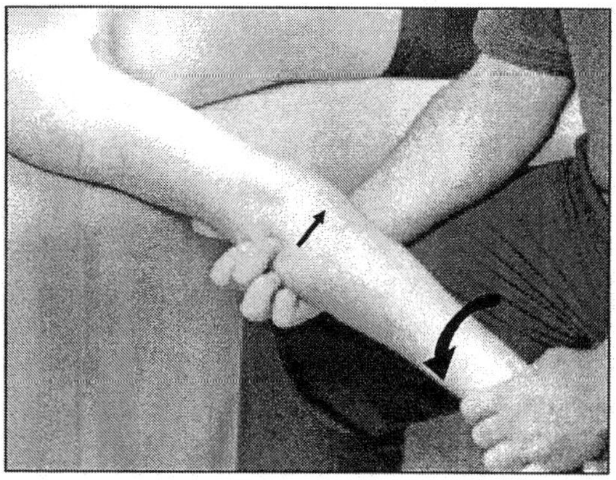

Médial Olécrâne (MOL)

Tender Pt. Sur la massif interne de l'olecrâne derrière le coude.

Traitement
Patient en decubitus.
Extension- hyperextension du coude
Abduction- légère du coude.
Supination- modérée

NB: sur la photo le pouce est placé sur le TP

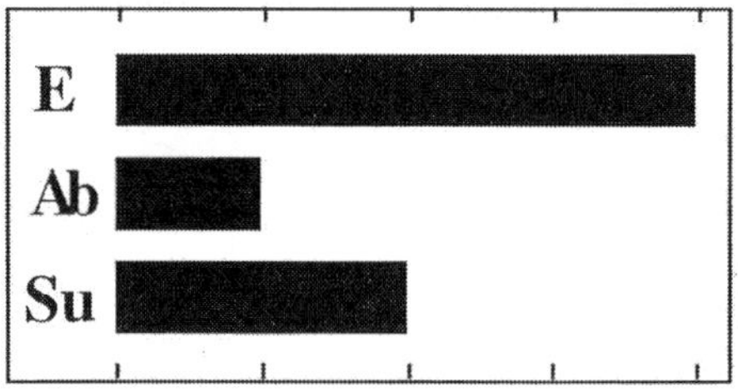

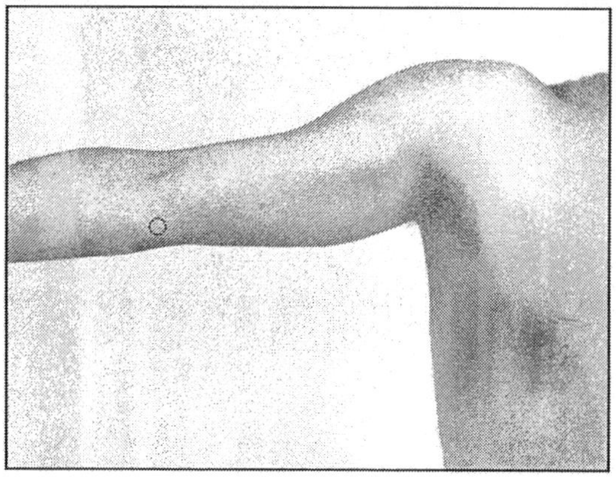

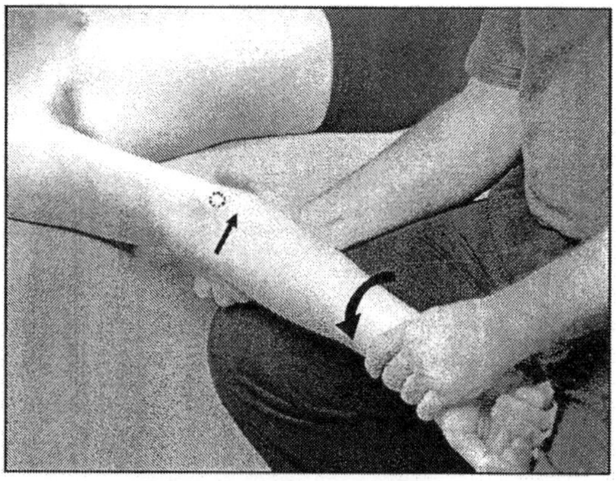

Latéral Olécrâne(LOL)

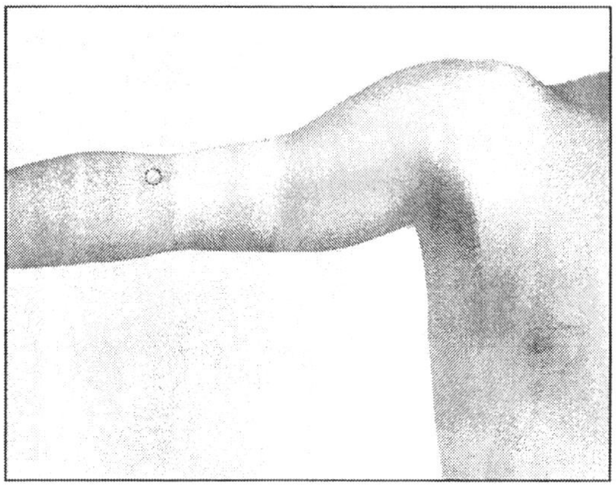

Tender Pt. Sur le massif externe de l'olécrâne derrière le coude

Traitement Patient en decubitus.
Extension- hyperextension du coude
Adduction- légère du coude
Supination- modérée

NB: Sur la photo le médius est sur le TP

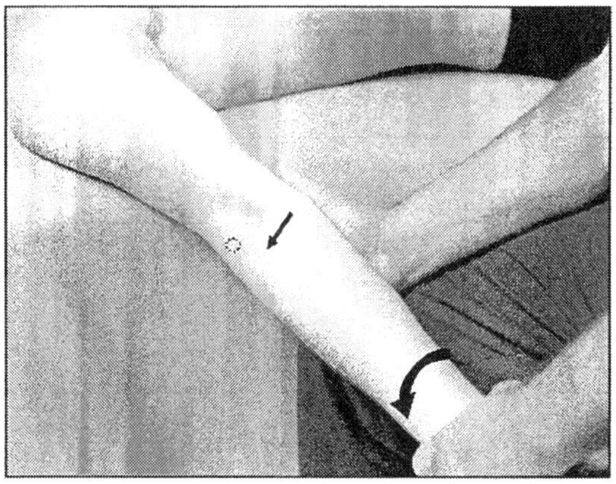

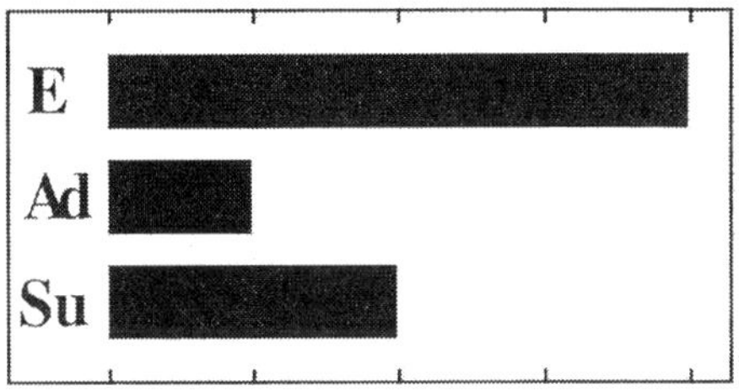

Coronoïde Latérale et Médiale (LCND & MCND)

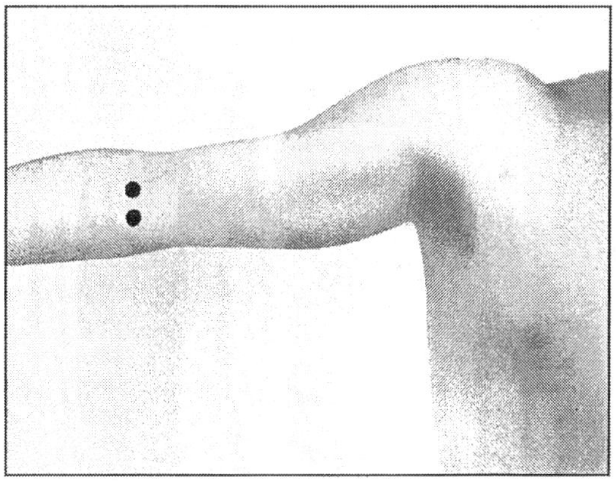

Tender Pts. Faces externe et interne de l'apophyse coronoïde.

Traitement Patient en decubitus.
Flexion- marquée du coude et de l'épaule
Rotation- externe de l'humérus
Pronation- marquée du radius

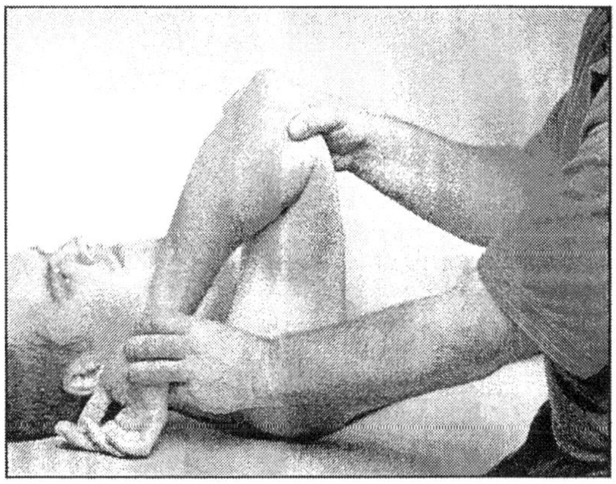

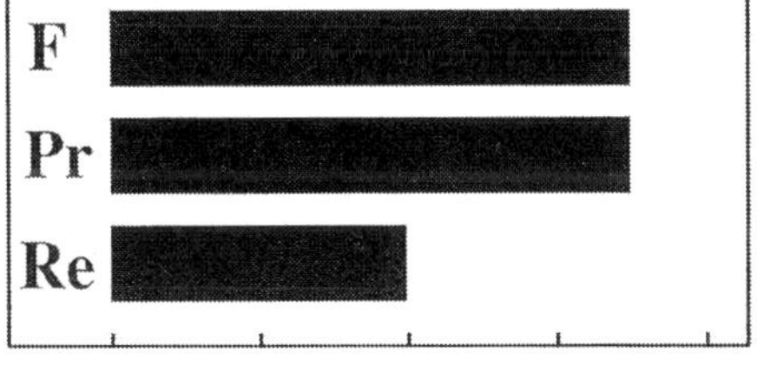

Notes

Tender Points du Poignet et de la Main

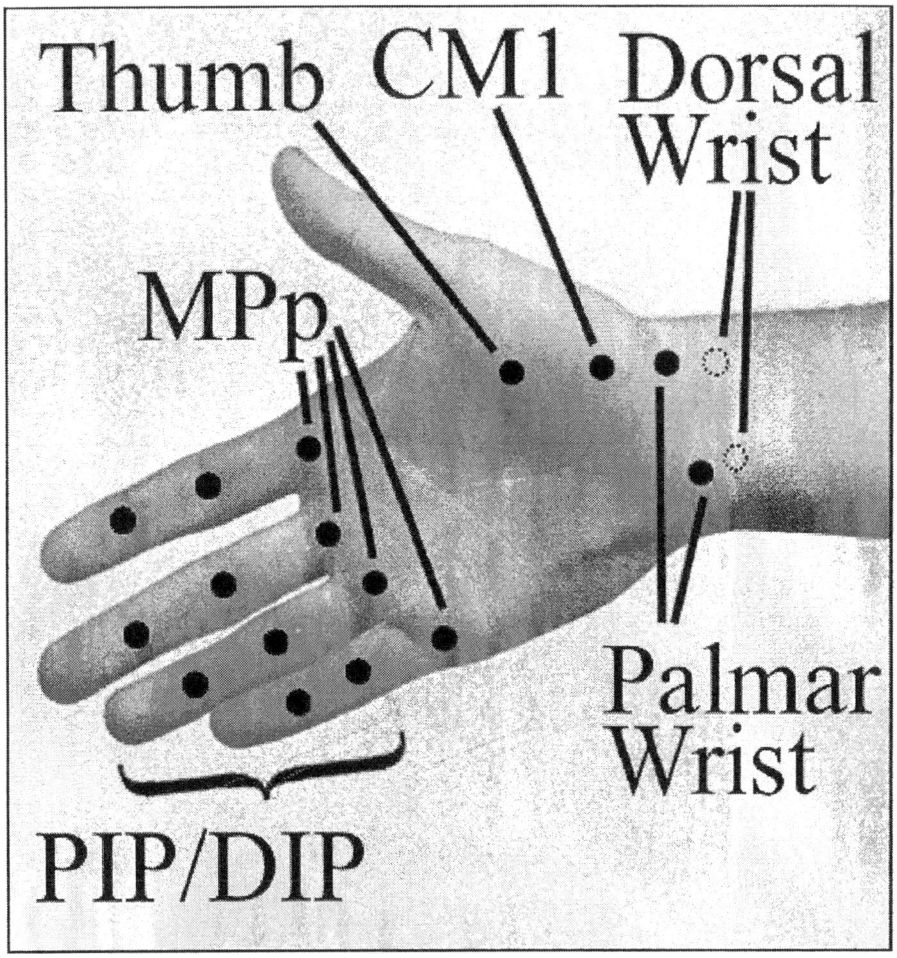

Poignet Palmaire (PW)

Tender Pts. Sur le pli palmaire ou distalement du côté radial ou ulnaire

Traitement

Côté ulnaire:
Flexion- palmaire du poignet
Rotation- interne modérée (pronation)
Adduction- modérée déviation ulnaire

Côté Radial :
Flexion- palmaire du poignet
Rotation- externe modérée (supination)
Abduction- modérée déviation radiale

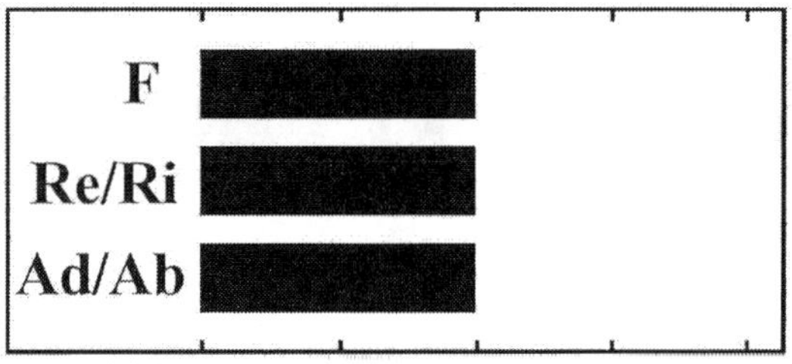

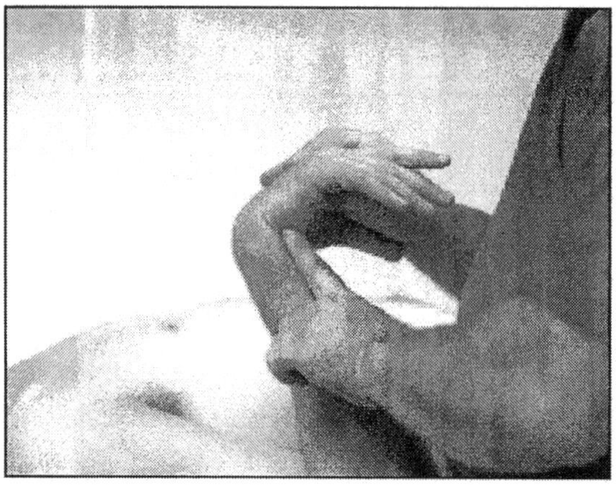

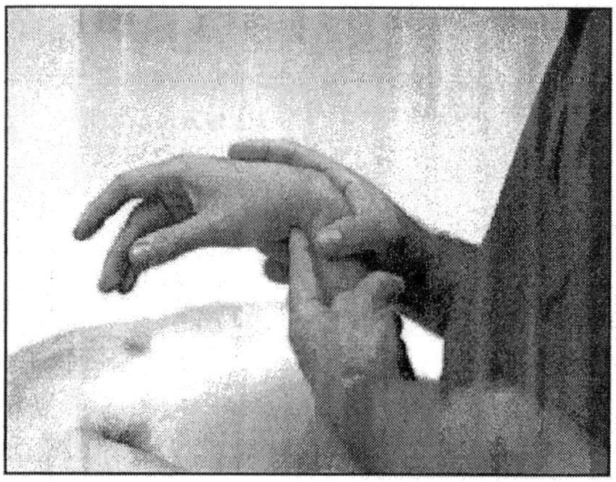

Poignet Dorsal (DW)

Tender Pts. Le long des plis dorsaux des os du carpe du côté radial ou ulnaire

Traitement

Côté Ulnaire :
Extension- dorsiflexion du poignet
Rotation- interne modérée (pronation)
Adduction- modérée déviation ulnaire

Côté Radial :
Extension- dorsiflexion du poignet
Rotation- externe modérée (supination)
Abduction- modérée déviation radiale

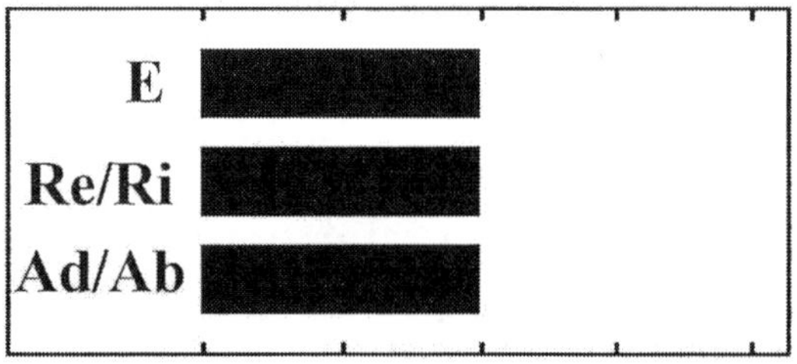

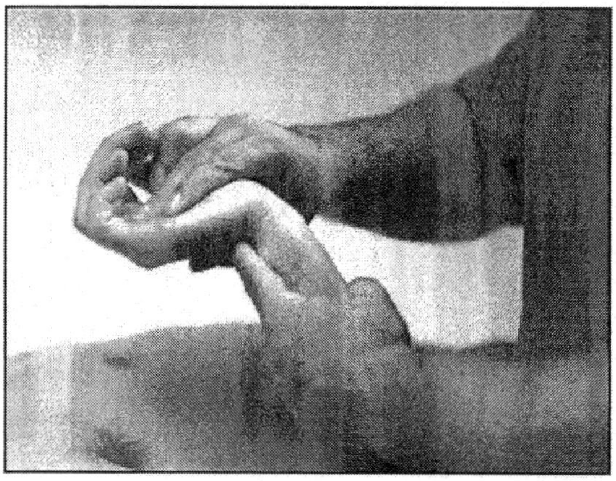

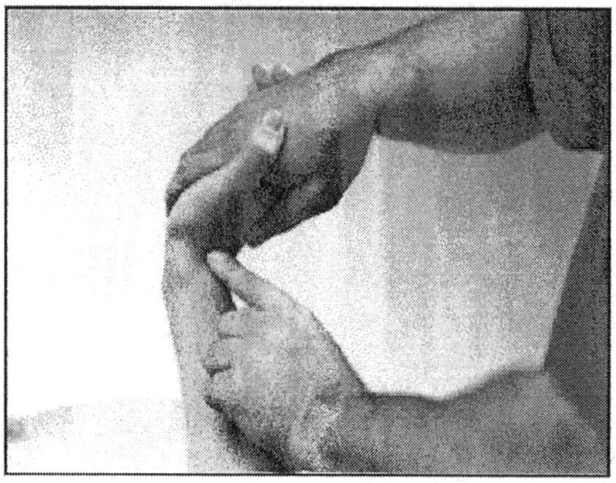

Localisations des Tender Points du Poignet dorsal et palmaire

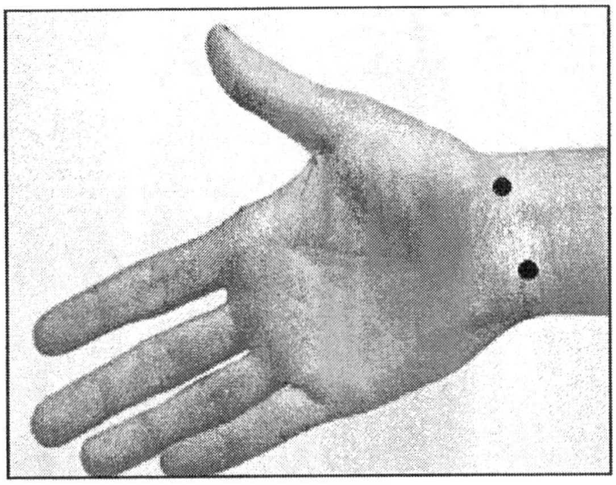

Points palmaires

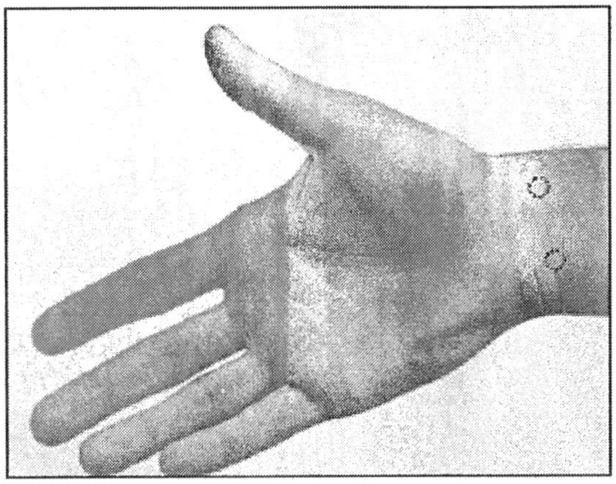

Points dorsaux (postérieurs)

Premier Carpométacarpien (CM1)

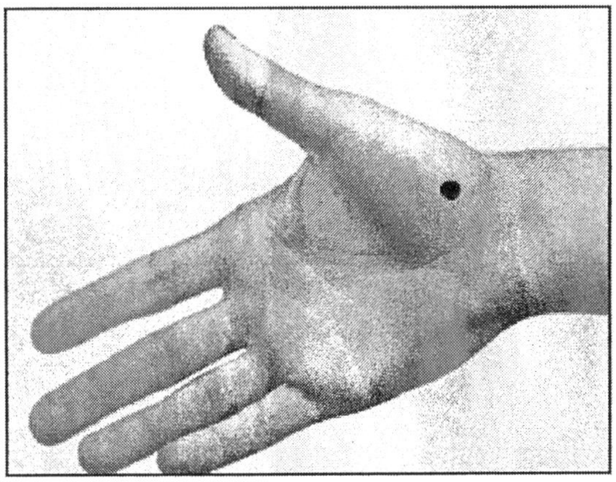

Tender Pt. Dans la paume à l'extrémité proximale du premier métacarpien.

Traitement Flexion- palmaire marquée du poignet
Adduction- modérée du pouce

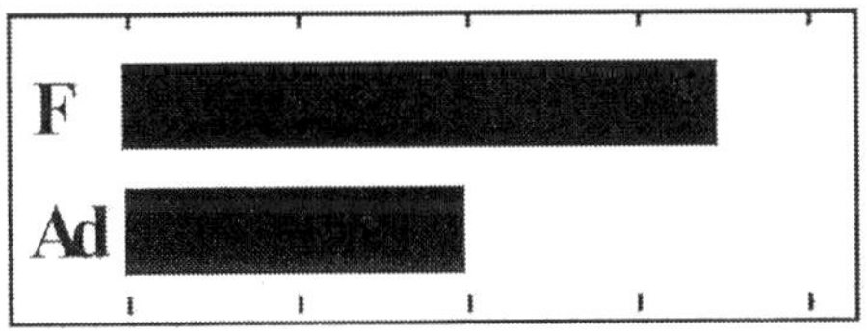

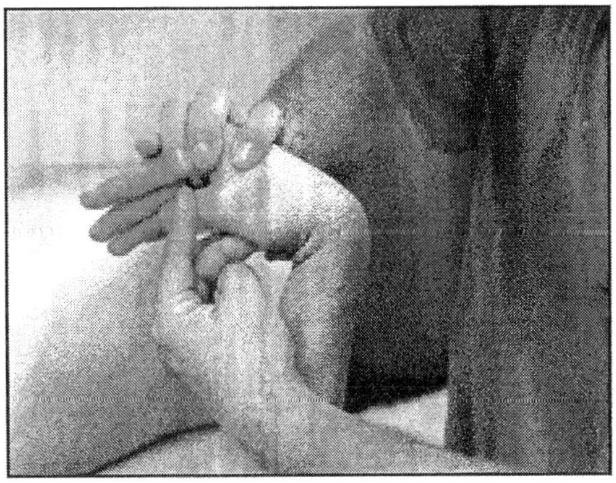

Pouce

Tender Pt. — Dans le corps charnu de l'adducteur interne du pouce

Traitement — Rapprocher le pouce de la paume
Flexion- modérée de l'articulation métacarpo-phalangienne
Rotation- interne ou externe du pouce pour un confort maximal

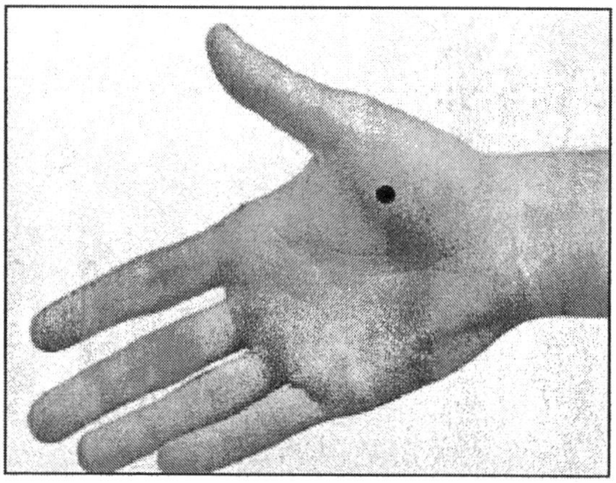

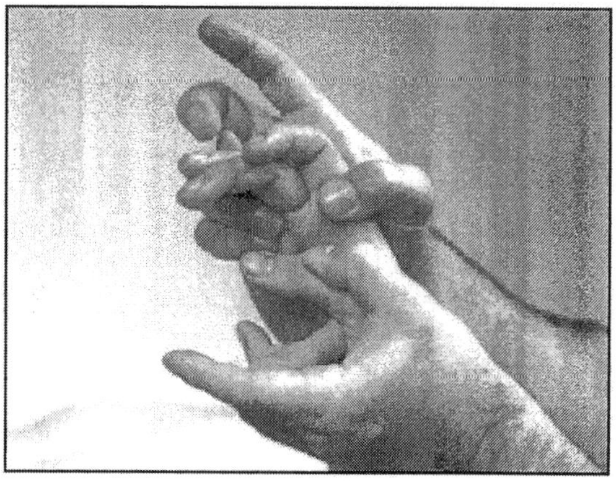

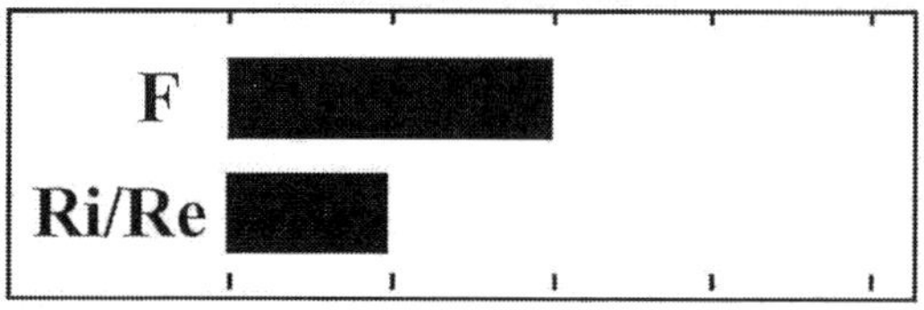

Metacarpo-phalangienne Palmaire (MPp)

Tender Pt. — Sur la face palmaire des diaphyses phalangiennes près des articulations M-P.

Traitement — Flexion- marquée des MP
Latéroflexion vers le TP
Rotation- interne ou externe pour un relâchement maximal.

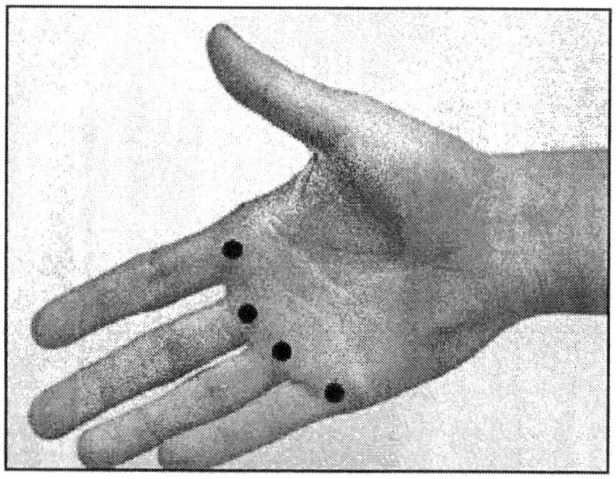

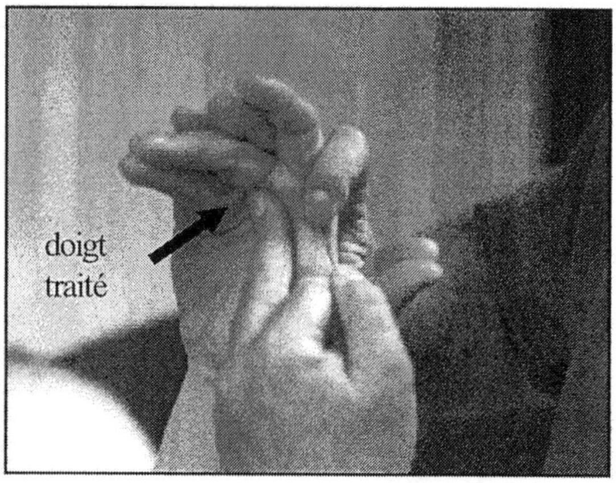

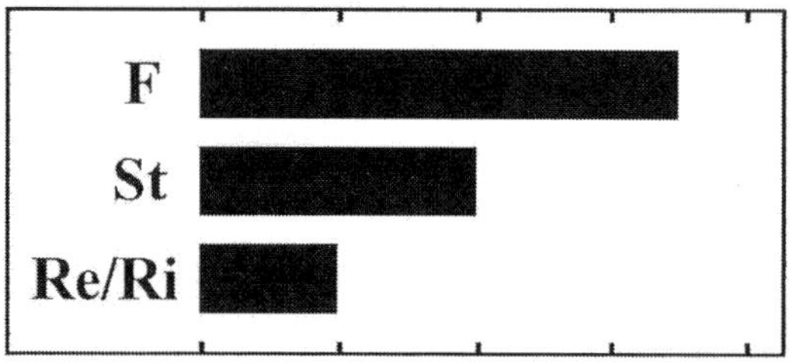

Interphalangienne Palmaire(PIP) ou Interphalangienne en Flexion (FIP)

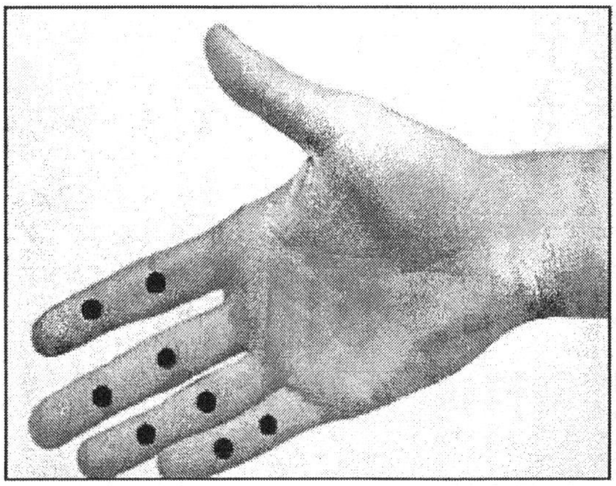

Tender Pt. Sur la face palmaire des diaphyses phalangiennes près des articulations IP.

Traitement Flexion- marquée des articulations IP
Latéroflexion vers le TP
Rotation- interne ou externe pour un relâchement maximal

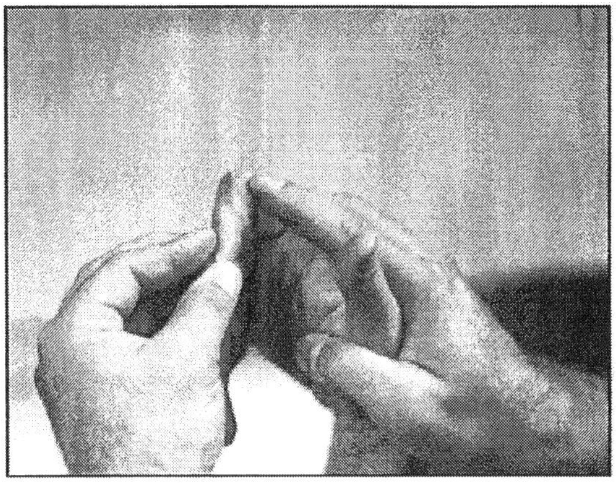

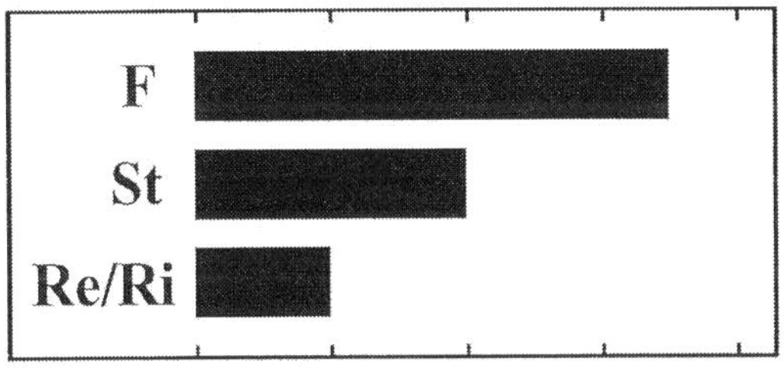

Interphalangienne Dorsale (DIP) ou Extension Interphalangienne (EIP)

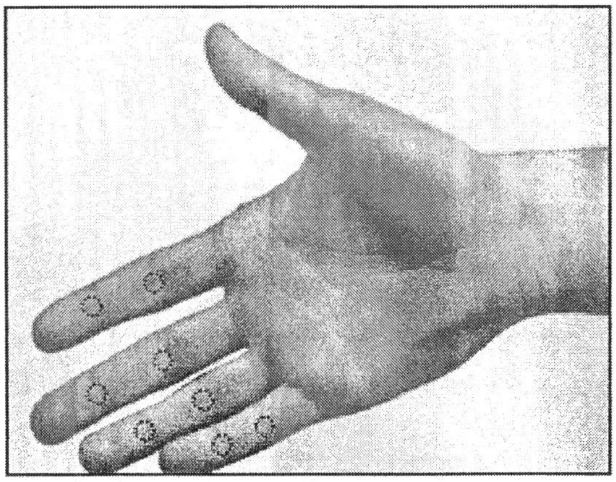

Tender Pt. Sur la face dorsale des diaphyses phalangiennes près des articulations IP.

Traitement Extension- modérée à marquée sur l'articulation IP
Latéroflexion vers le TP
Rotation- interne ou externe pour un relâchement maximal

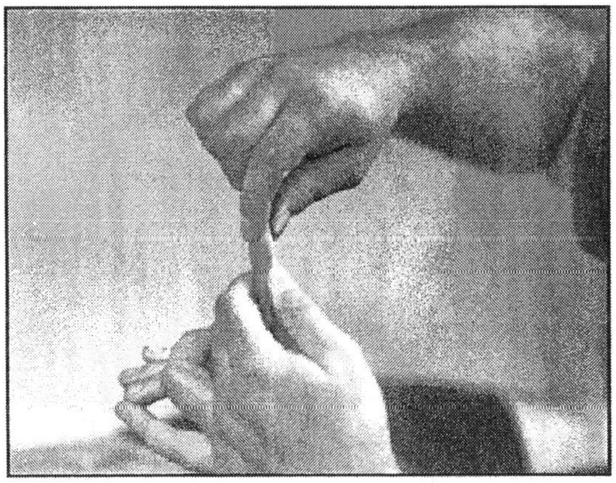

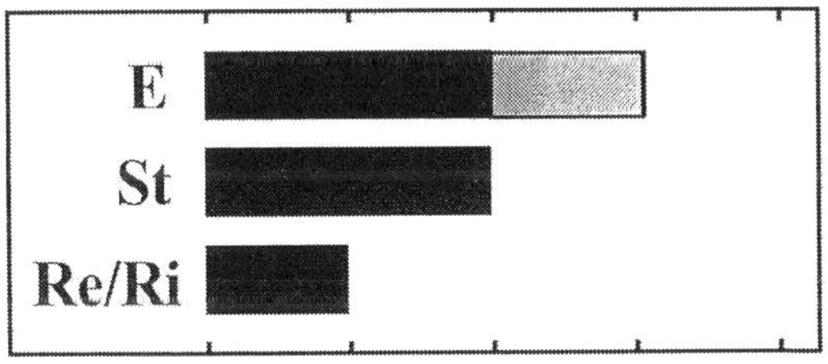

Notes

Tender Points de la Hanche

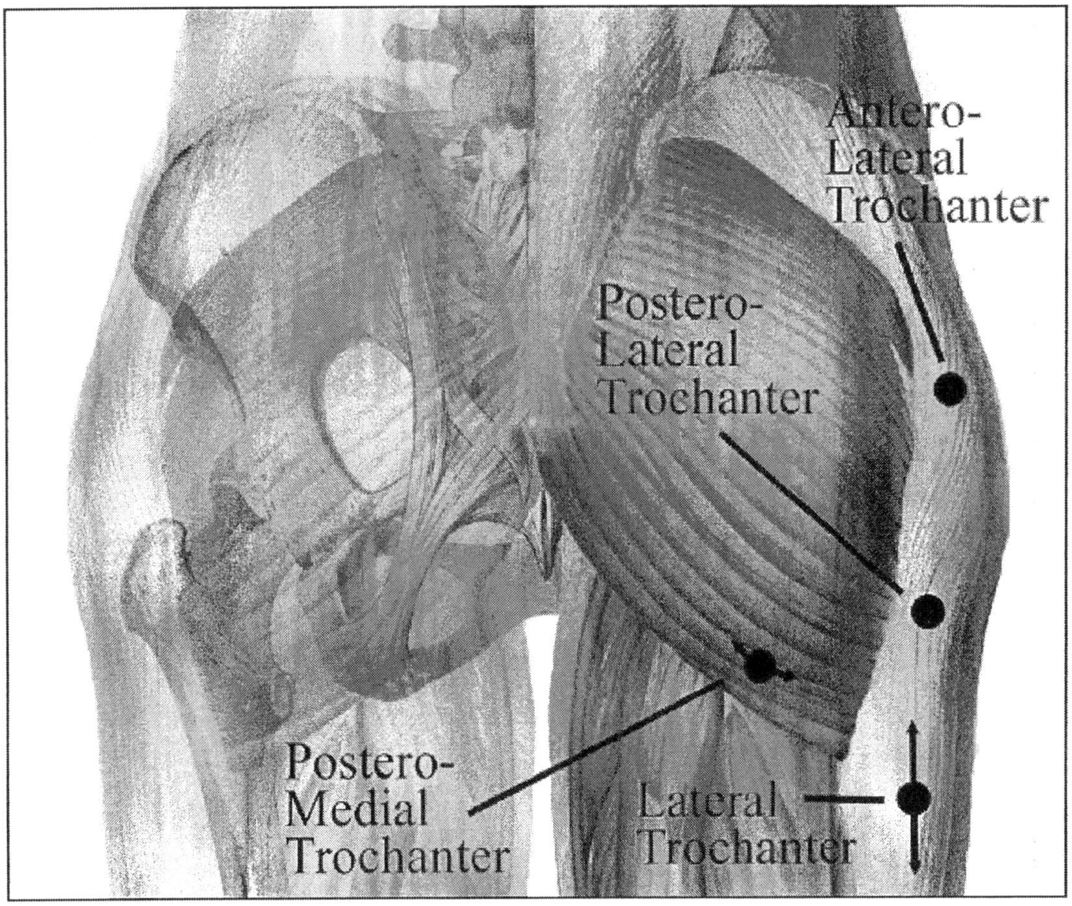

Latéral Trochanter (LT)

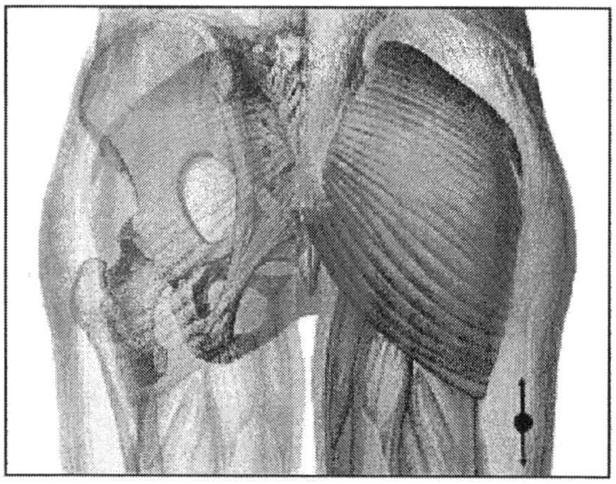

Tender Pt. Sur la face externe du fémur, 0-15 cm. distal à partir du grand trochanter sur une ligne sur la bandelette ilio-tibiale.

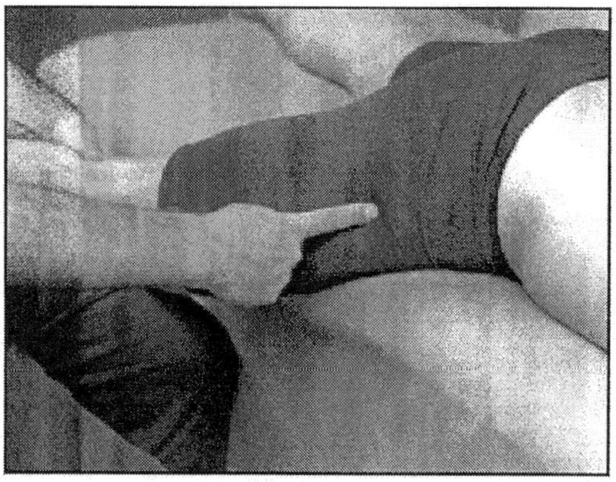

Traitement Patient en procubitus. L'opérateur assis supporte la jambe du patient sur sa cuisse.
Flexion- légère de la hanche
Abduction- modérée de la cuisse
Rotation- peut nécessiter de la rotation interne

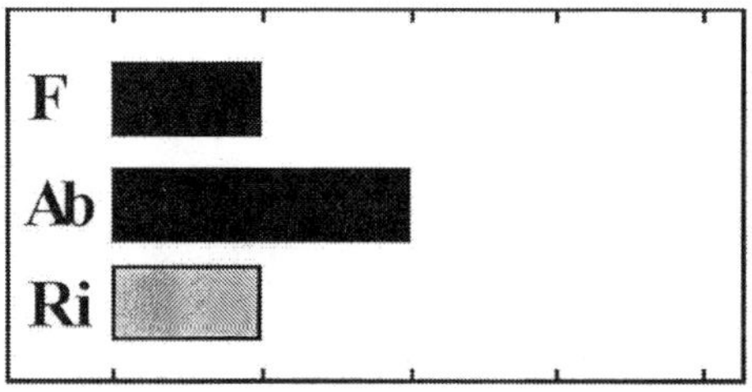

Postéro-Latéral Trochanter (PLT)

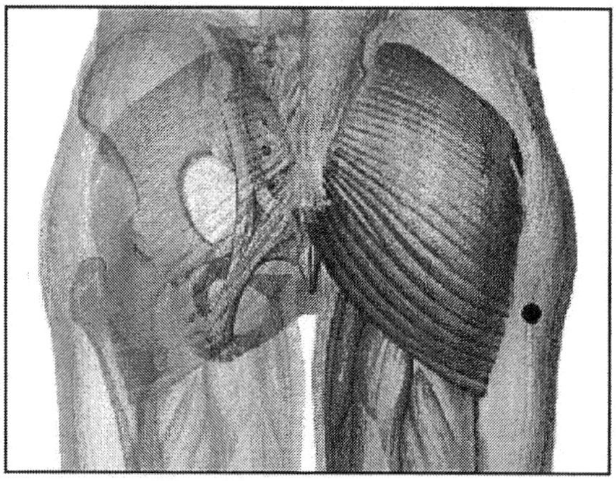

Tender Pt. Sur le massif supéro-externe de la face postérieure du grand trochanter.

Traitement Patient en procubitus. Opérateur debout avec son genou sur la table placé sous la face externe da la cuisse du patient.
Extension- modérée de la hanche
Abduction- légère
Rotation- externe marquée de la cuisse

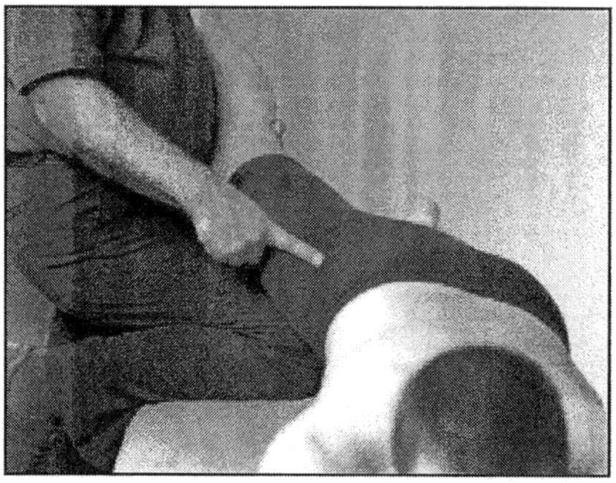

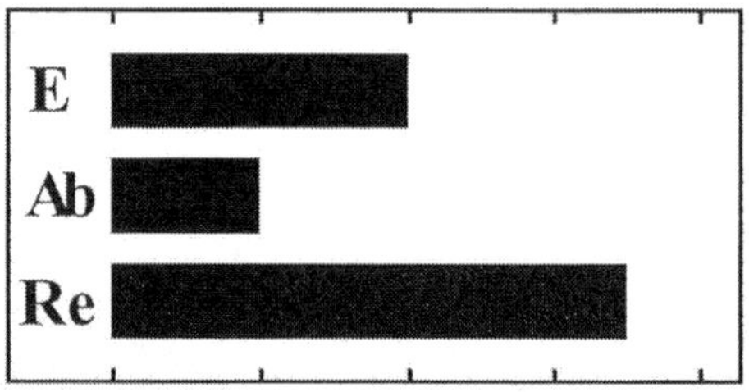

Trochanter Postéro-Médial (PMT)

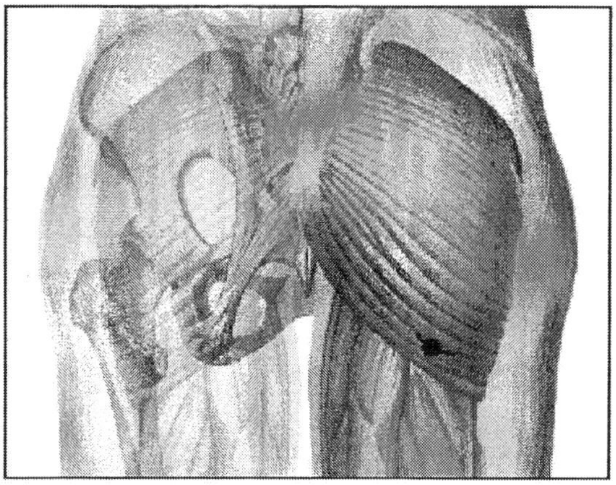

Tender Pt. 3-5 mm en dessous du trochanter entre la surface postéro-interne du fût fémoral et la surface postéro-externe de la tubérosité ischiatique.

Traitement Patient en procubitus. L'opérateur debout du côté de la dysfonction saisit la jambe du patient en plaçant son genou sous la cuissedu patient.

Extension- légère
Rotation- externe modérée de la cuisse
Adduction- habituellement légère de la hanche en tirant la jambe sur la ligne médiane.

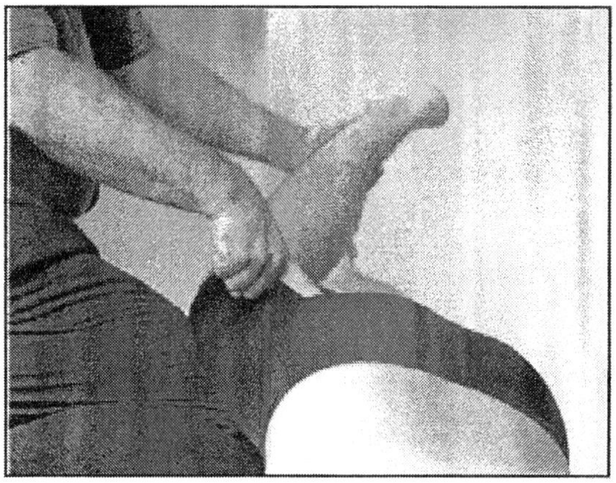

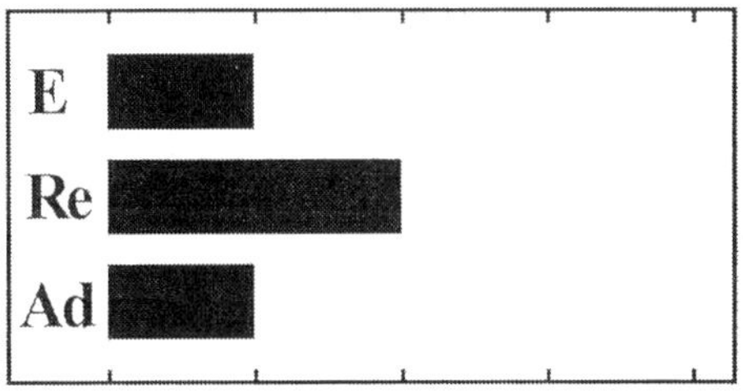

Trochanter Antéro-Latéral (ALT)

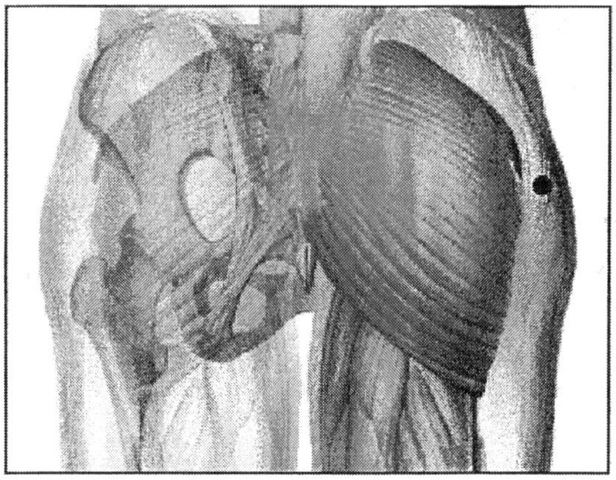

Tender Pt. 5-7 cm. en dessous et à l'extérieur de l'EIAS, en avant et au-dessus du grand trochanter

Traitement Patient en decubitus.

Flexion- de la hanche 70-90°
Abduction- modérée de la hanche
Rotation- externe légère de la hanche

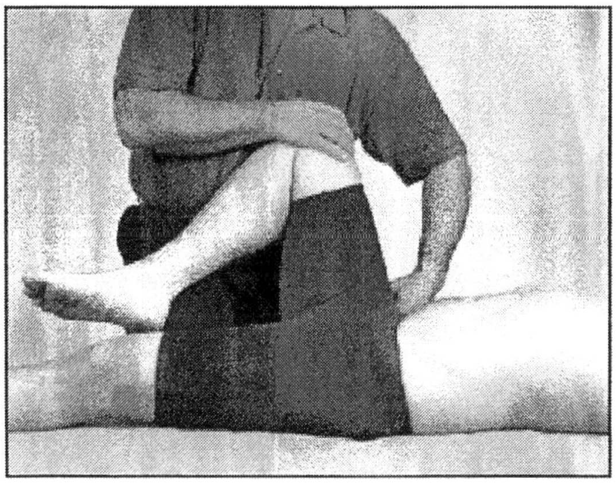

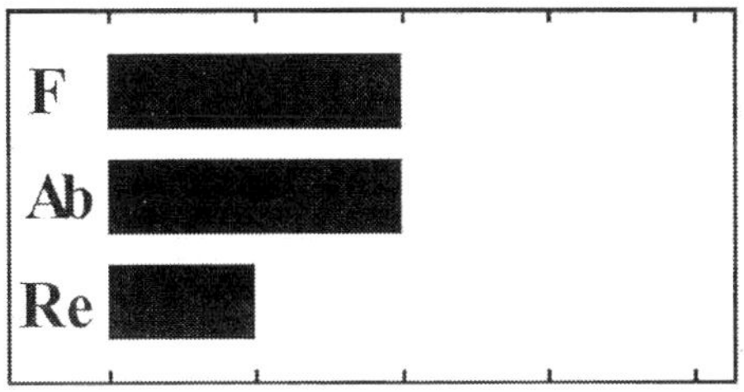

Notes

Tender Points Genou Antérieur

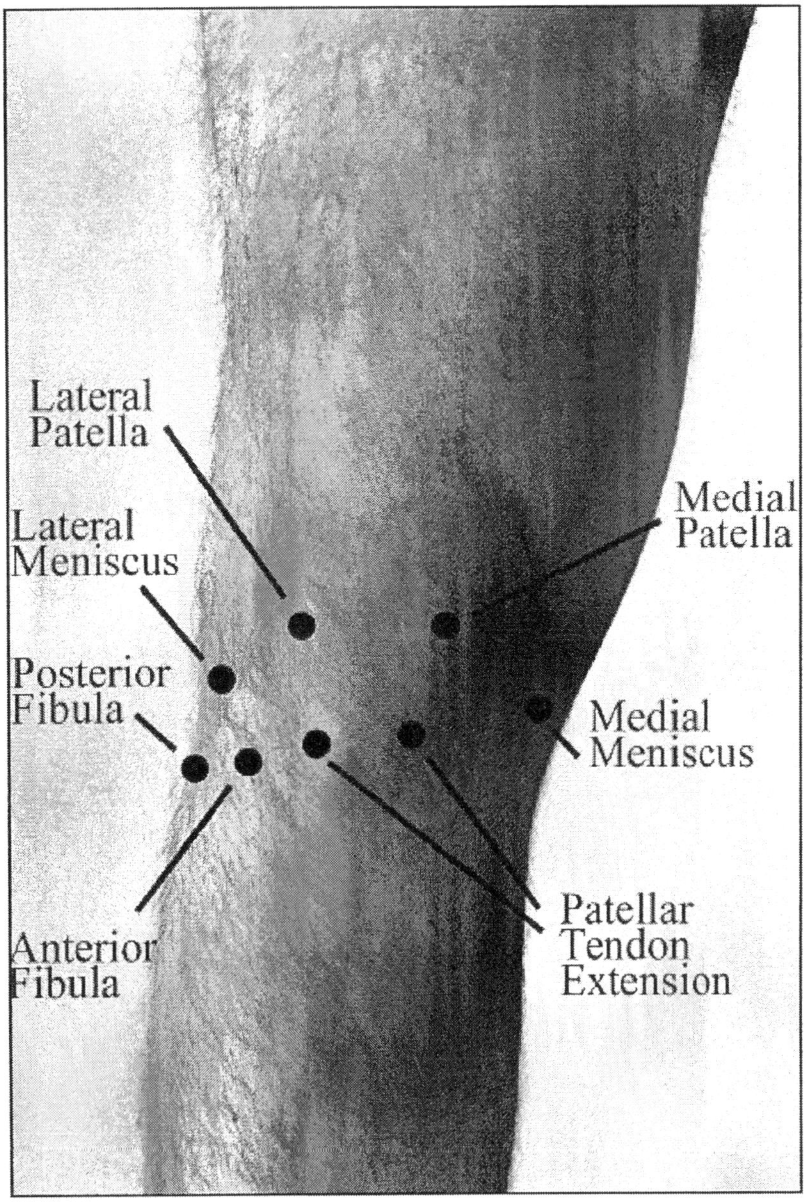

Tendon rotulien(patellaire) en Extension (PTE)

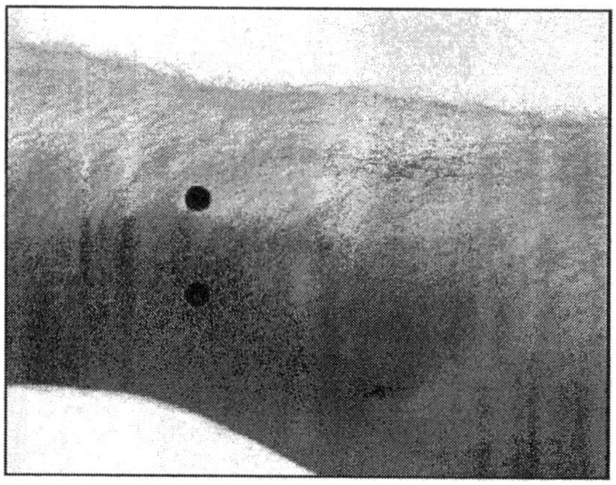

Tender Pt. Sur le bord latéral ou médial du tendon patellaire sous la rotule.

Traitement Patient en decubitus , le pied sur la table et un coussin sous la cheville.
Alternativement, le genou peut être étendu en soulevant le pied à la cheville.
Extension- hyperextension du genou par pression sur le fémur distal.
Rotation- du tibia, interne pour un TP latéral,externe pour un TP médial.

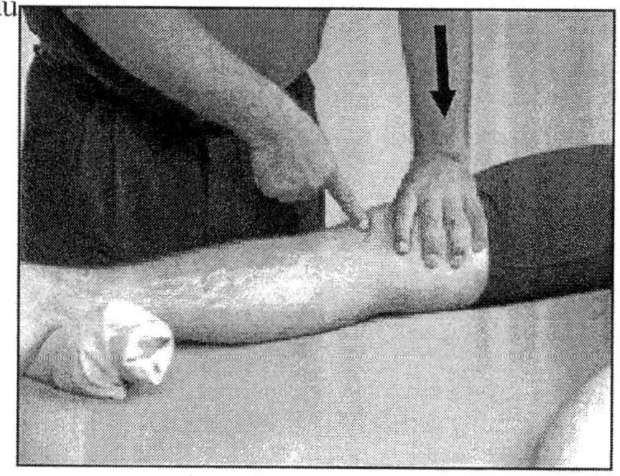

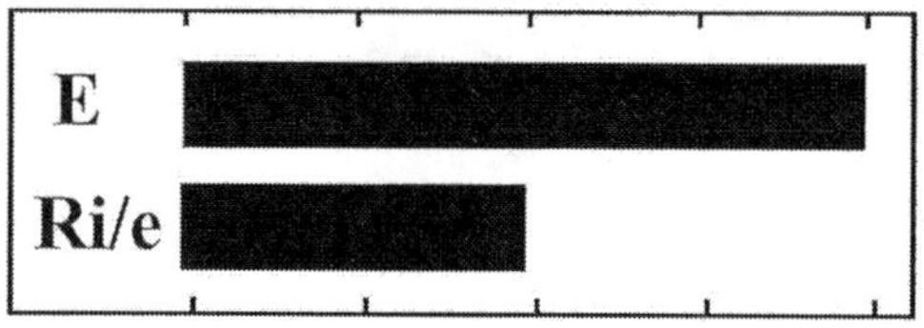

Patella Mediale et Latérale (MPAT & LPAT)

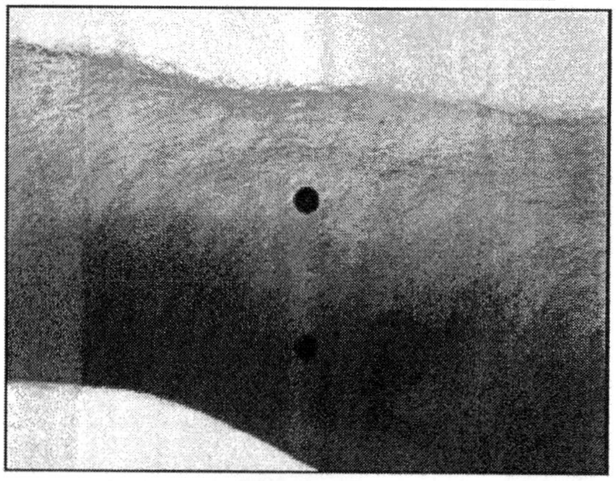

Tender Pts. Sur le bord médial ou latéral du centre de la rotule.

Traitement Patient en decubitus. L'oérateur induit un déplacement latéral de la rotule en y exerçant une force sur le côté opposé au TP.

Note: Il n'est pas utile de supporter la jambe ou le pied comme dans la technique de PTE.

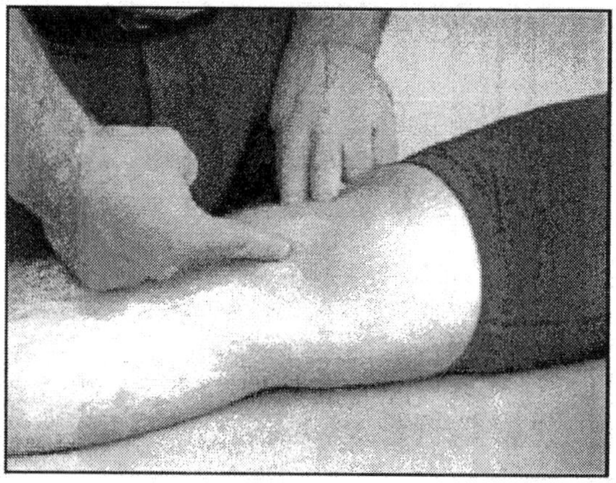

Menisque Médial (MM)

Tender Pt. Sur l'espace articulaire médial, habituellement à 5 cm à l'intérieur et en arrière du bord médial de la rotule.

Traitement Patient en decubitus avec le pied hors de la table.
Flexion- genou fléchi à 40°-80°
Adduction- légère du tibia
Rotation- modérée interne du tibia.

Note: Flexion plantaire et inversion de la cheville

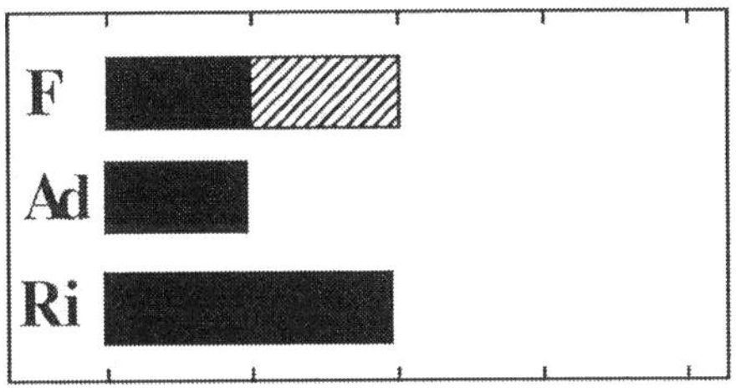

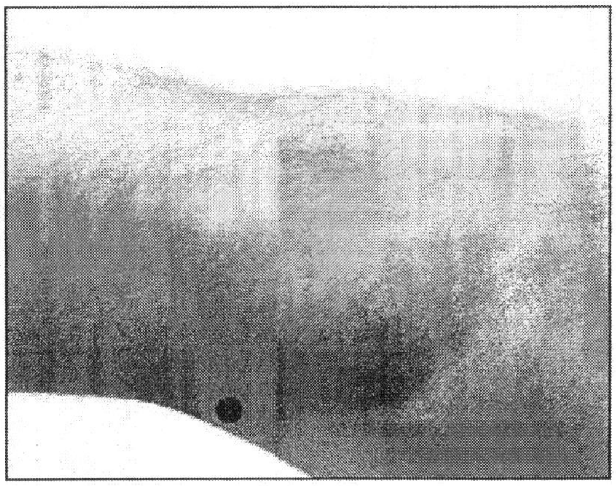

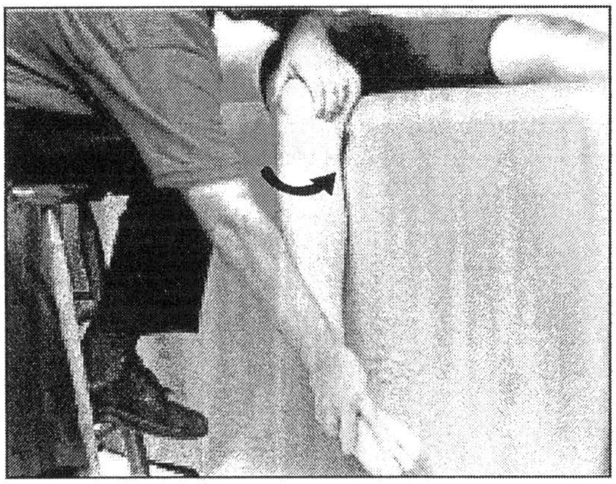

Menisque Latéral(LM)

Tender Pt. Sur l'espace articulaire latéral, habituellement à 5 cm à l'extérieur et en arrière du bord inféro-latéral de la rotule.

Traitement Patient en decubitus avec le pied hors de la table.
Flexion- genou fléchi à 40°-80°
Adduction- légère du tibia
Rotation- modérée externe du tibia.
Note: Dorsiflexion et éversion de la cheville

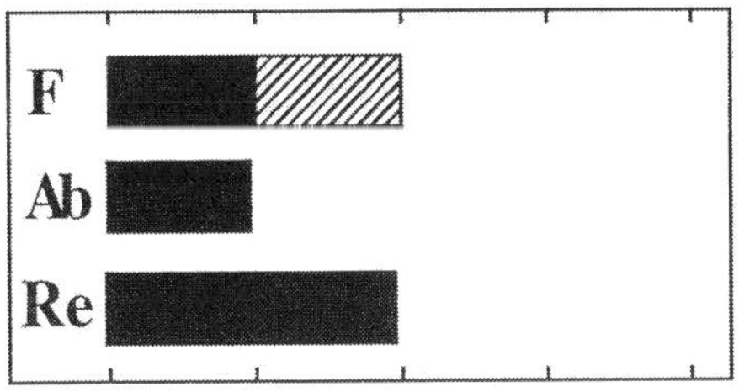

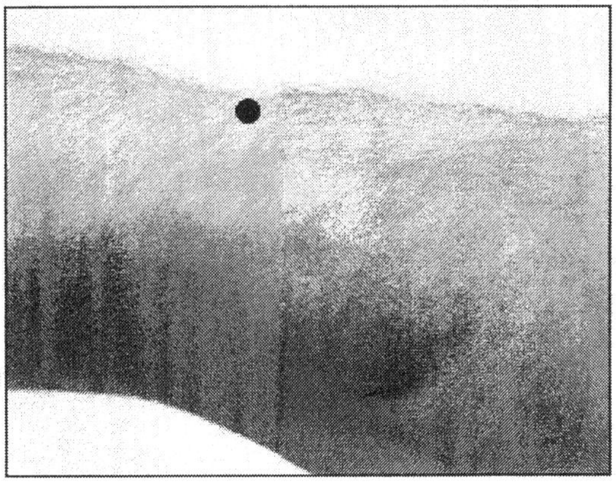

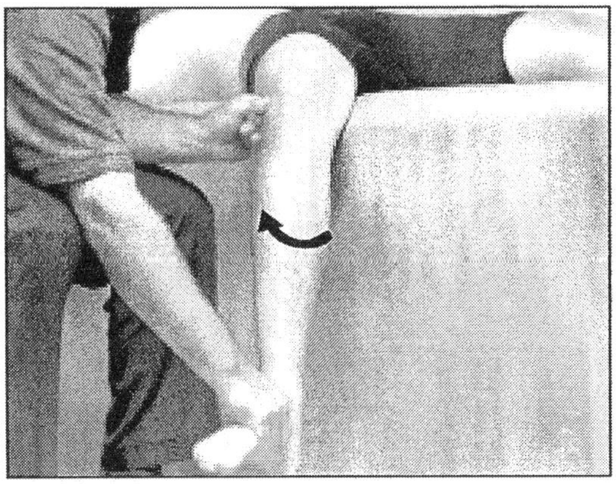

Fibula Antérieure (péroné) (AFIB)

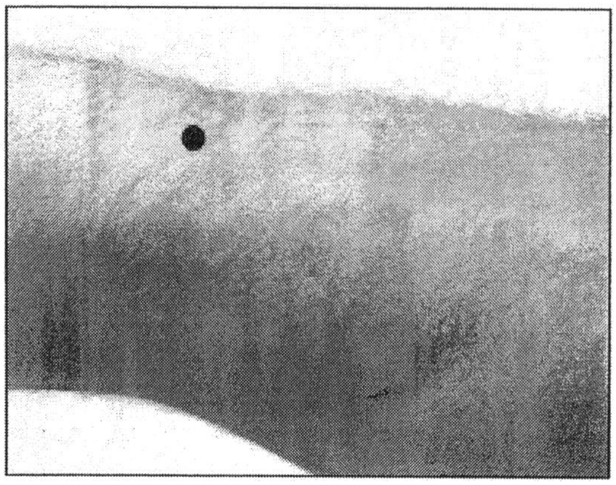

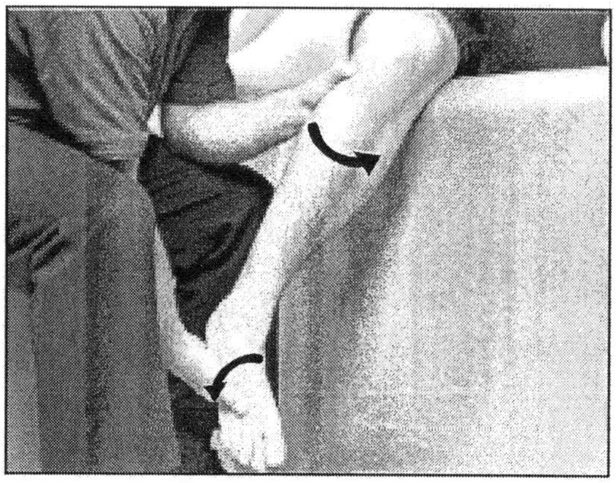

Tender Pt. Sur le côté antérieur de la tête proximale du péroné.

Traitement Patient en decubitus ou assis,opérateur assis du côté du TP. Genou du patient fléchi à 80-90°, pied en inversion pour décoapter la tête péronière pour favoriser le jeu, pied et mollet en rotation interne pour antérioriser la tête péronière
Flexion- du genou à 80-90°
Rotation- interne du mollet et du pied.
Supination- modérée du pied avec inversion de la cheville.
Flexion plantaire de la cheville.

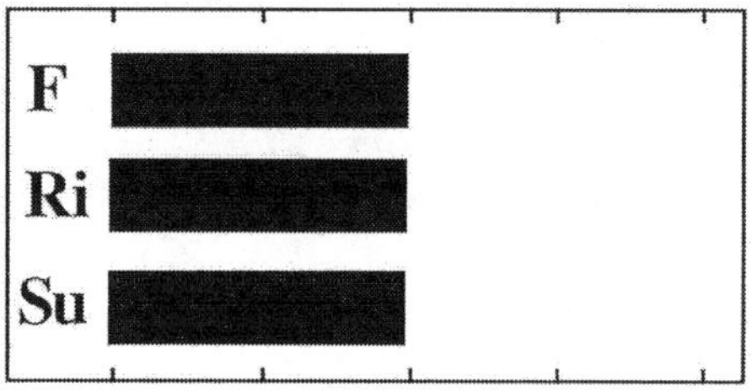

Fibula Postérieure (PFIB)

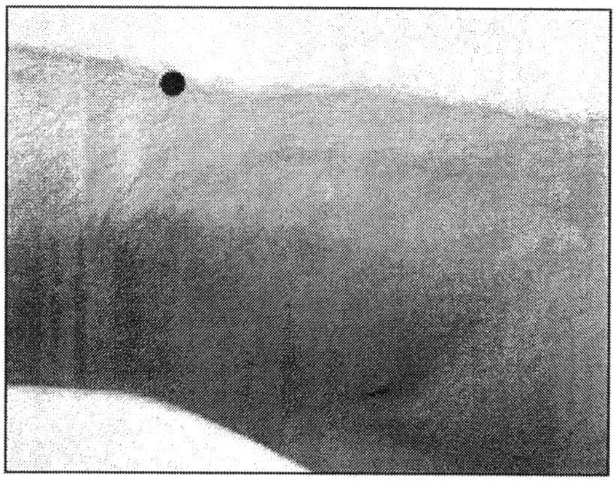

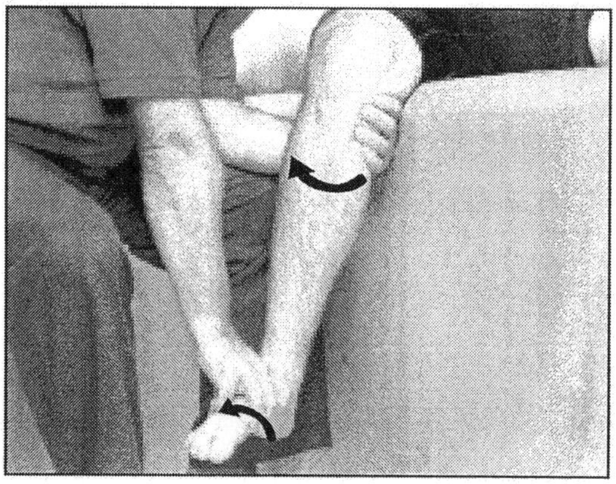

Tender Pt. Sur le côté postérieur de la tête proximale du péroné.

Traitement Patient en decubitus ou assis,opérateur assis du côté du TP. Genou du patient fléchi à 80-90°, pied en inversion pour décoapter la tête péronière pour favoriser le jeu, pied et mollet en rotation externe pour postérioriser la tête péronière
Flexion- du genou à 80-90°
Rotation- externe du mollet et du pied.
Supination- modérée du pied avec inversion de la cheville.
Dorsiflexion de la cheville.

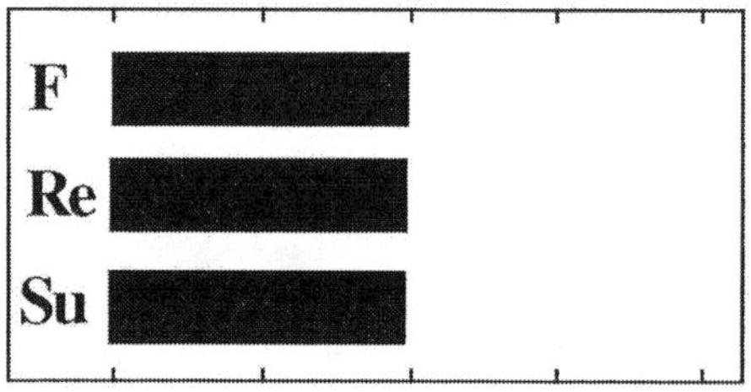

Tender Points Genou Postérieur

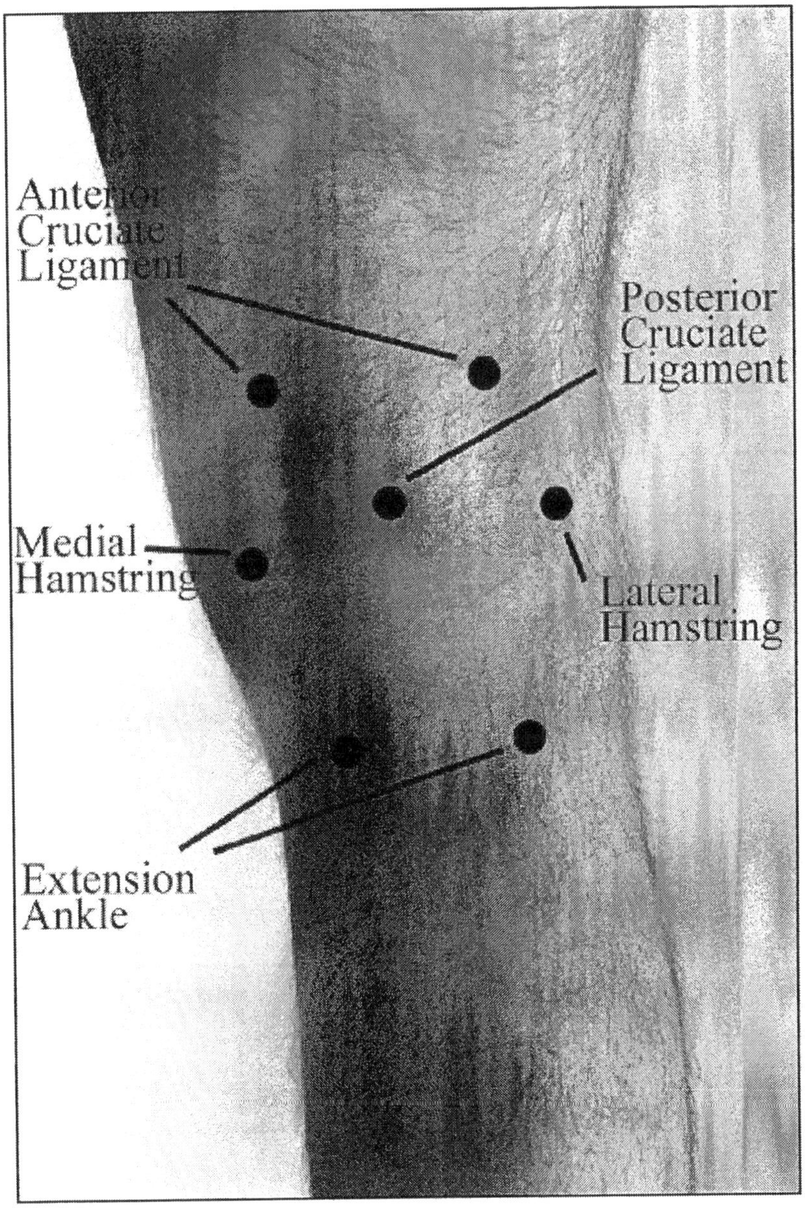

Ischio-jambier Médial (MH,*medial hamstring*)

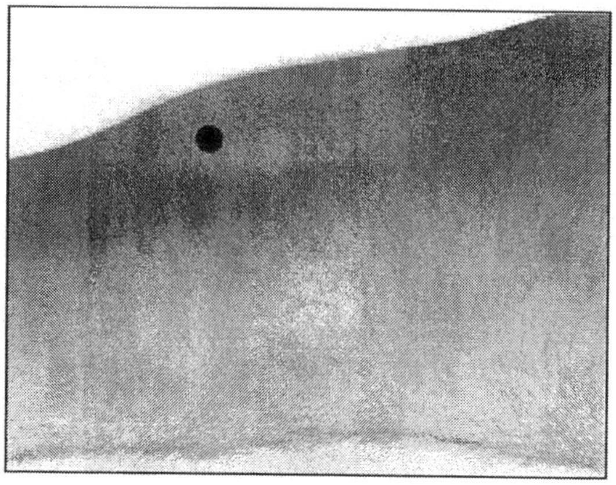

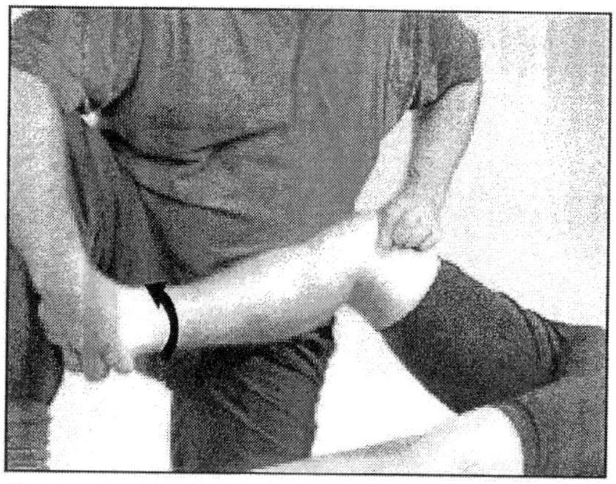

Tender Pt. — Sur l'attache distale de l'ischio-jambier interne.

Traitement — Patient en decubitus. Operateur debout du côté du PT avec son pied caudal sur la table.
Flexion- du genou à 60°
Rotation- externe modérée du tibia en exerçant une pression sur le calcaneum vers l'intérieur et le haut
Adduction- légère du calcaneum

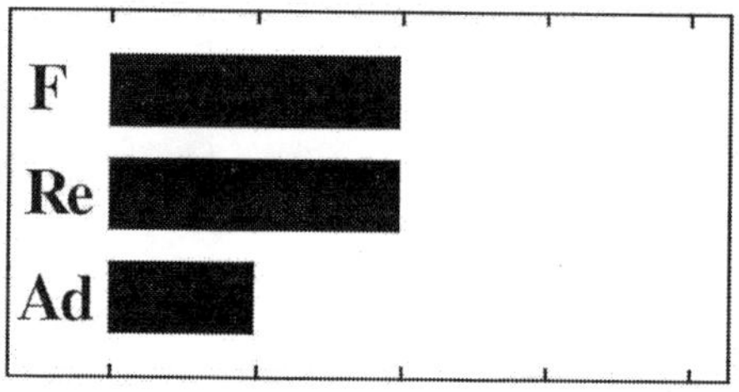

Ischio-jambier latéral *Lateral Hamstring* (LH)

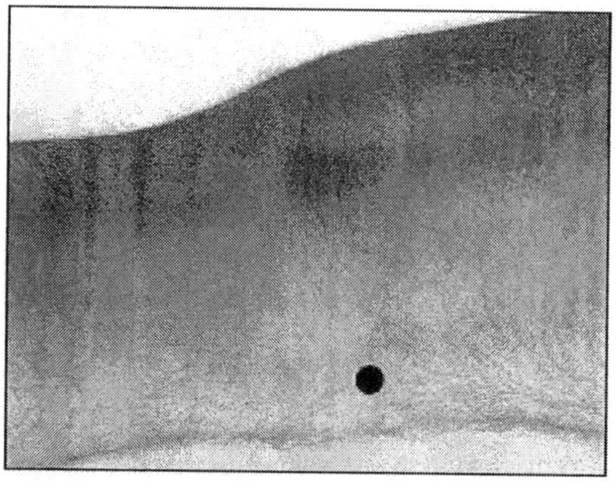

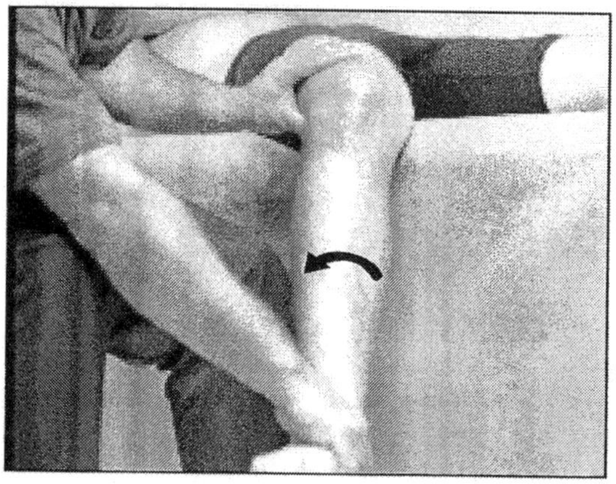

Tender Pt. — Sur l'insertion distale de l'ischio-jambier externe près de la tête péronière.

Traitement — Patient en decubitus avec le pied hors de la table.
Flexion -légère du genou de 30°
Rotation- modérée externe
Abduction- légère du tibia
Note: Identique au traitement du ménisque externe avec moins de flexion et plus de rotation externe.

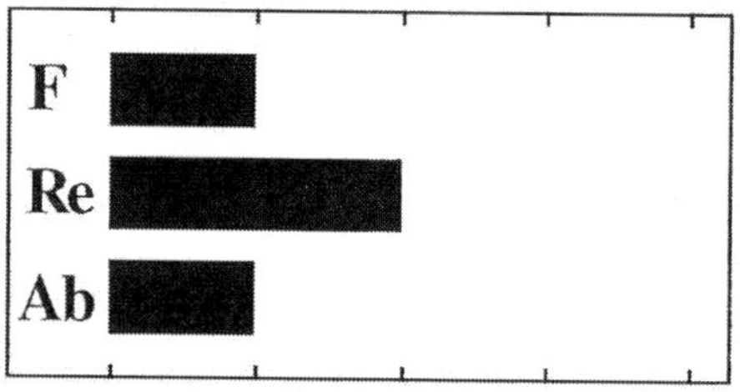

Ligament croisé antérieur (ACL)

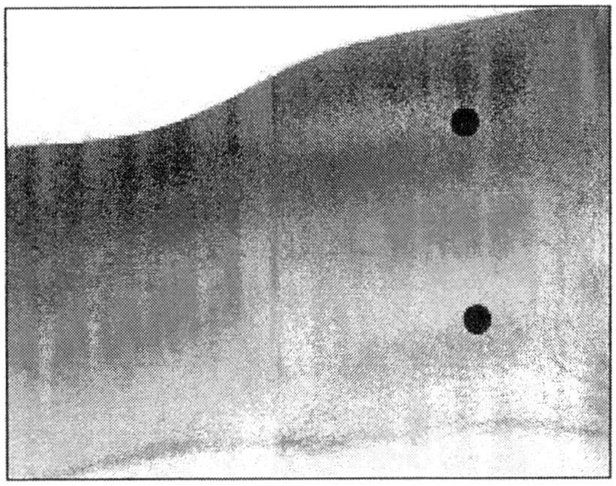

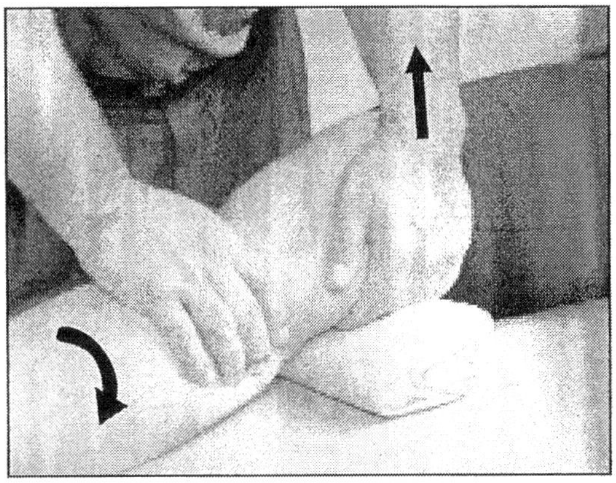

Tender Pt. Sur les ischio-jambiers internes et externes dans la région poplitée supérieure

Traitement Patient en decubitus avec coussin sous le fémur. L'Operateur se tient du même côté que le TPet pousse sur le tibia vers le bas juste sous le genou.
Extension- modérée du genou
Rotation- interne légère du tibia
Adduction- parfois légère du tibia

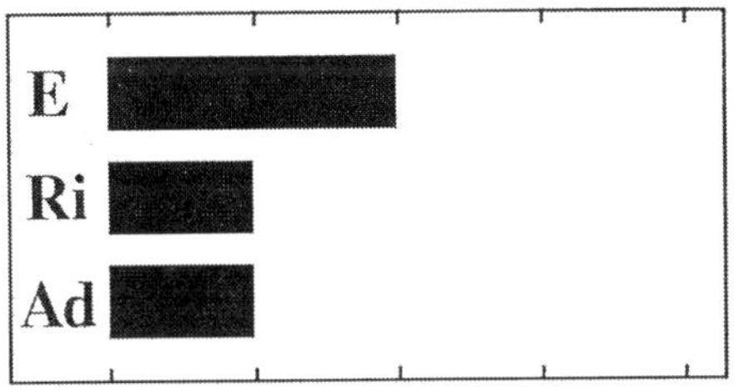

Ligament croisé postérieur(PCL)

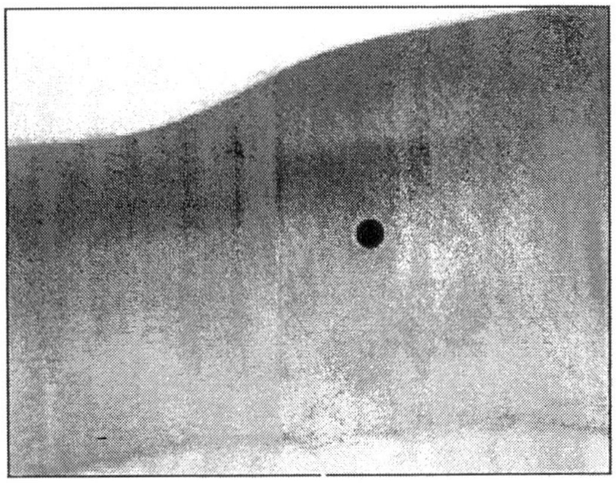

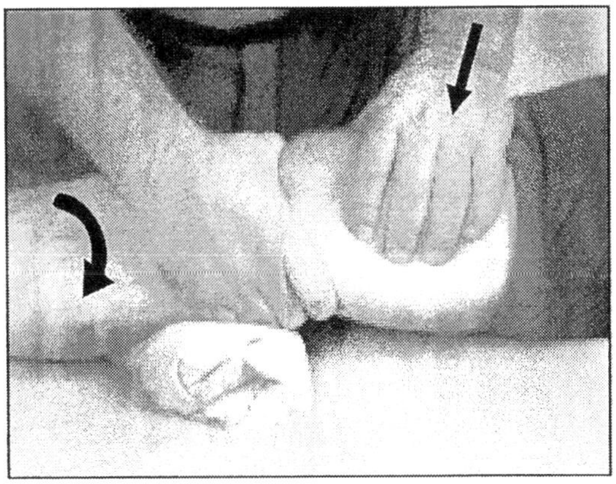

Tender Pt. Au milieu de l'espace poplité.

Traitement Patient en decubitus avec coussin sous le tibia. Operateur debout du côté du TP applique une pression vers le bas sur le fémur juste sous le genou.
Extension- modérée du genou.
Rotation- interne légère du tibia.
Adduction- parfois légère du femur

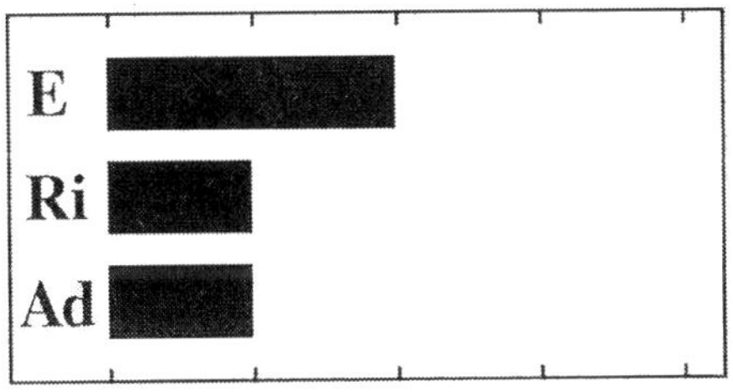

Notes

Tender Points du Pied et de la Cheville

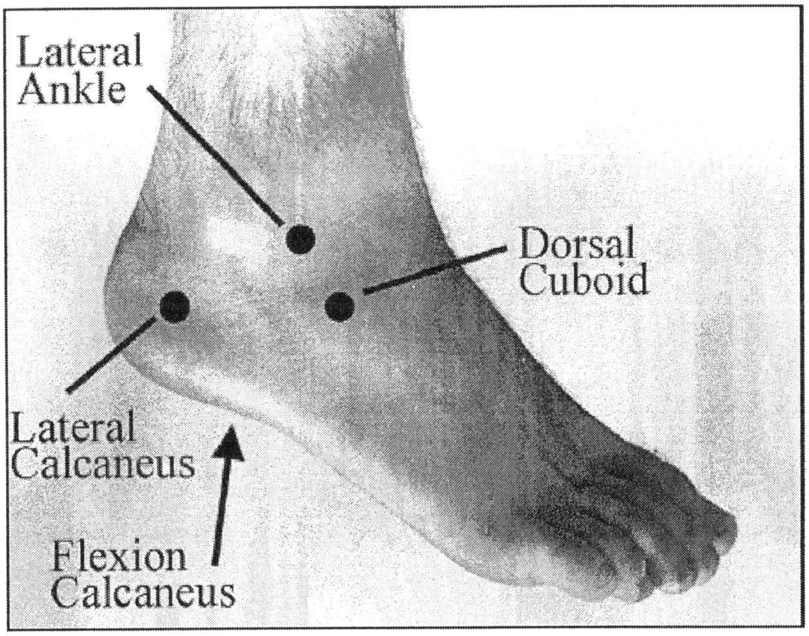

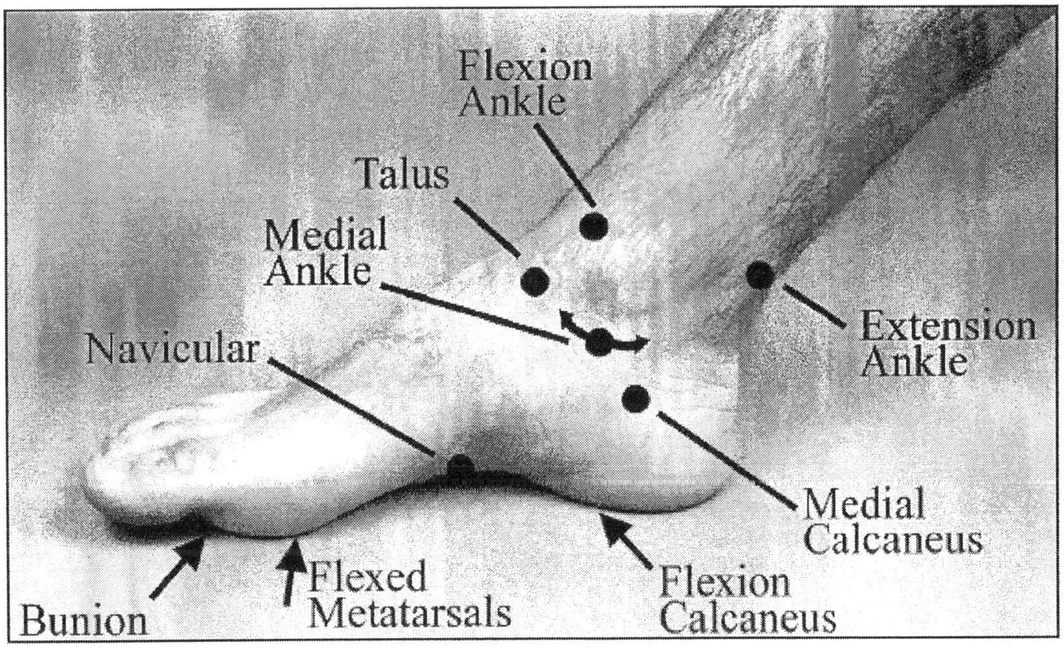

Cheville en Extension

Extension ankle(EA)

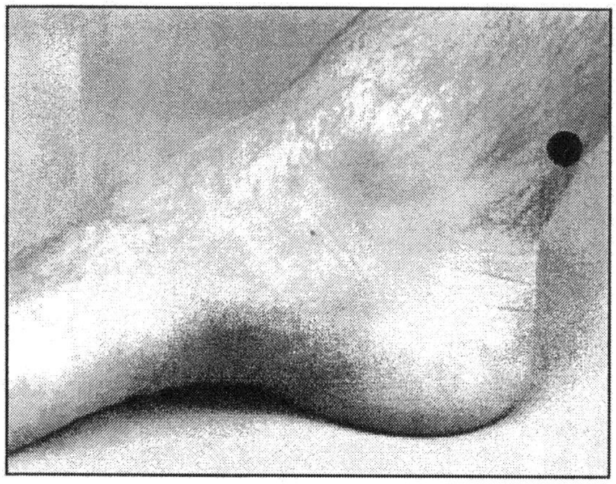

Tender Pts. 1) Sur la berge inférieure de l'espace poplité au niveau du gastrocnemius interne ou externe
2) Sur le tendon d'Achille distal interne ou externe,habituellement à 3 cm au dessus du calcaneum.

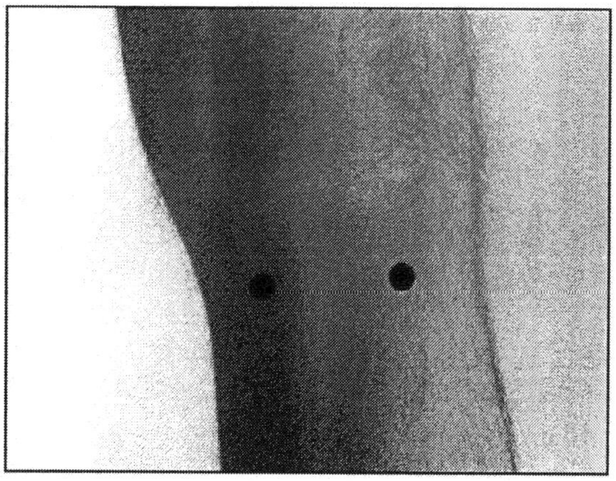

Traitement Patient en procubitus.Opérateur debout du côté de la dysfonction avec son pied caudal sur la table.Le pied du patient est placé sur la partie proximale de la cuisse de l'opérateur dans le creux inguinal pour introduire une force d'extension dans la cheville du patient, et non sur les metatarsiens.

Extension- flexion plantaire marquée de la cheville (pas les metatarsiens) en poussant le calcaneum vers le bas et en soulevant la cuisse pour obtenir un maximum de flexion plantaire. L'opérateur exerce simultanément une pression importante vers le bas de l'autre main au travers du mollet.

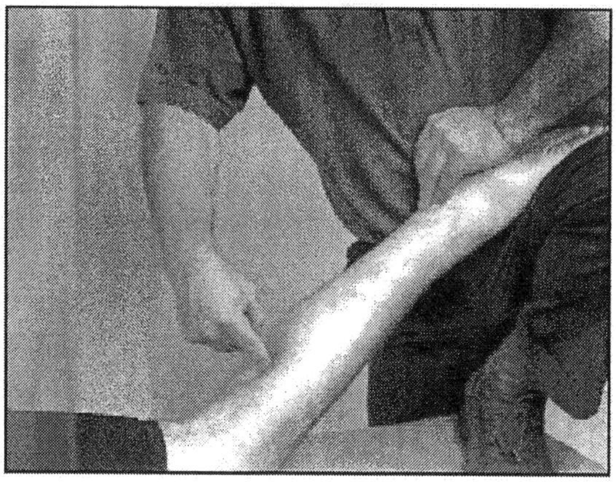

Rotation- interne légère de la cheville réalisée en déplaçant le genou de l'opérateur en direction céphalique tout en stabilisant son pelvis et son pied.

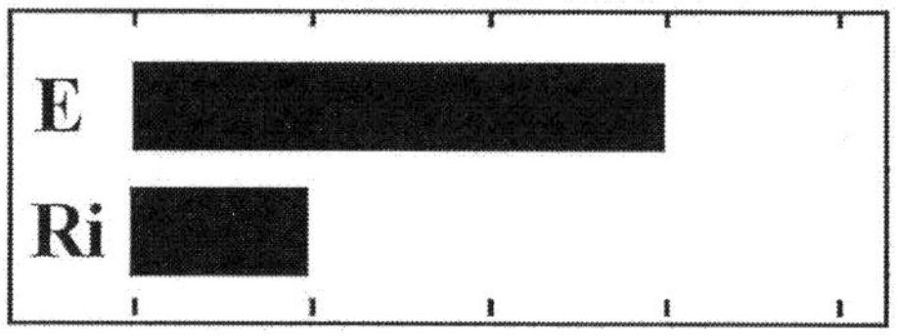

Cheville en Flexion

Flexion Ankle (FA)

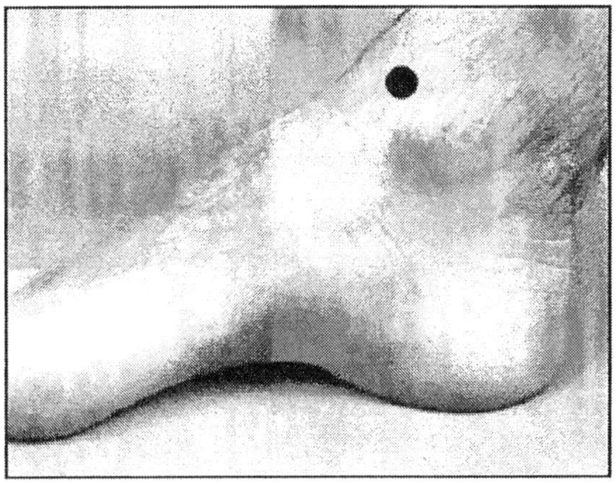

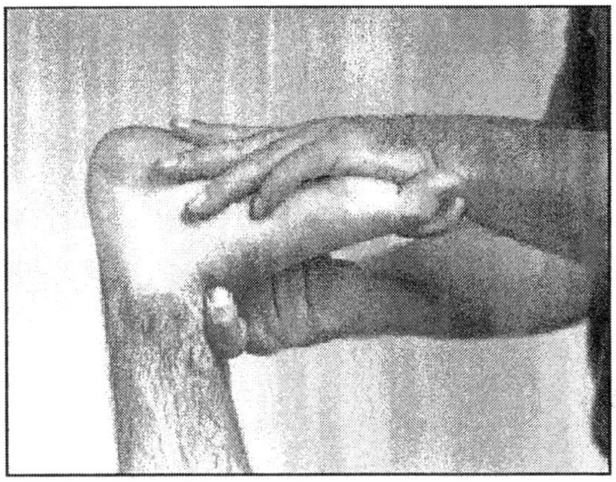

Tender Pt. En avant de la malléole interne, à l'intérieur du tendon extenseur du gros orteil.

Traitement Patient en procubitus avec genou fléchi à 90°.
Flexion- dorsiflexion marquée de la cheville

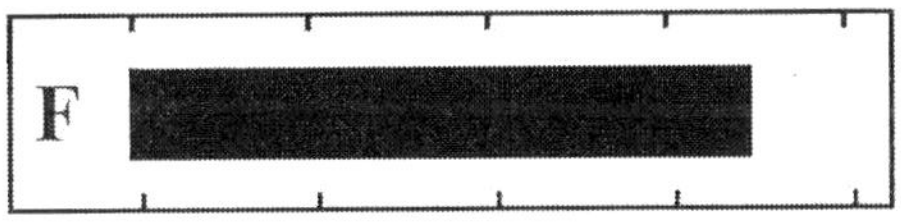

Cheville Médiale (MA)

Medial Ankle

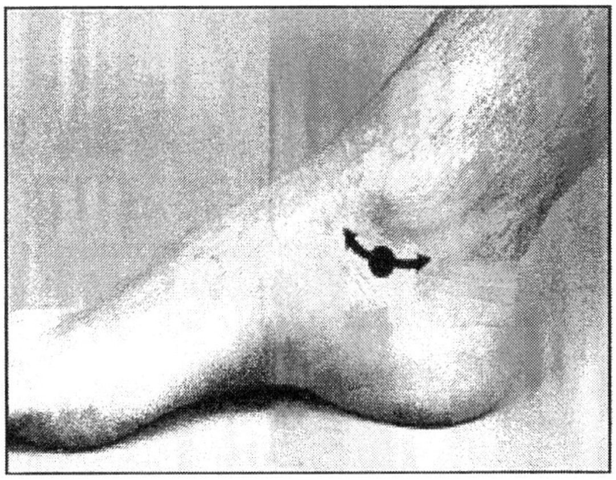

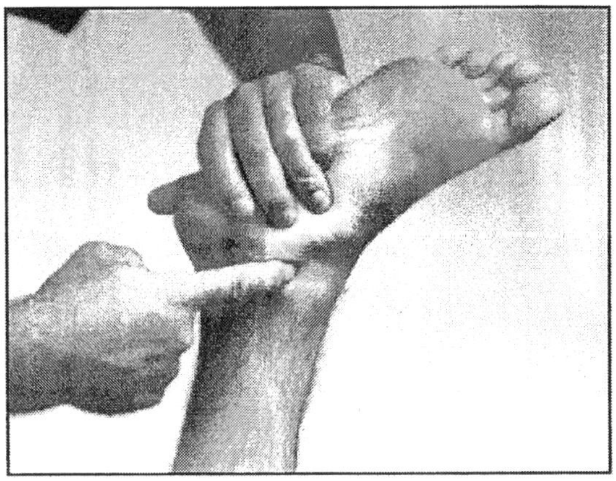

Tender Pt. Habituellement à 2 cm sous la malléole interne sur un arc de 2 cm.

Traitement Patient en procubitus avec pied en l'air.
Inversion- inversion maximale du calcaneum.

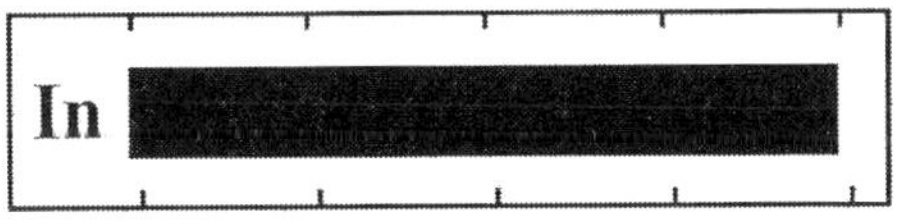

Calcaneum Médial (MCA)

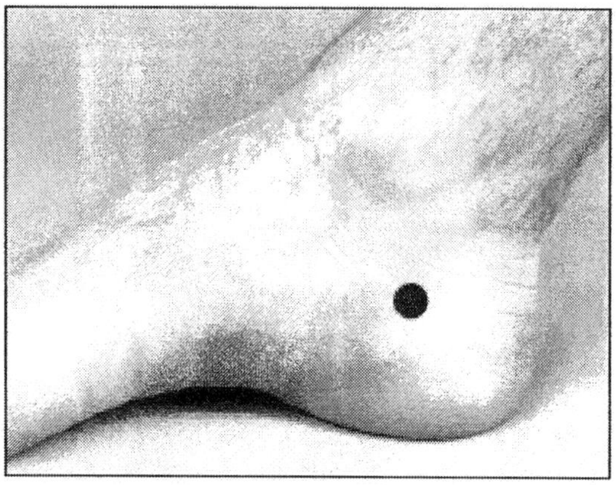

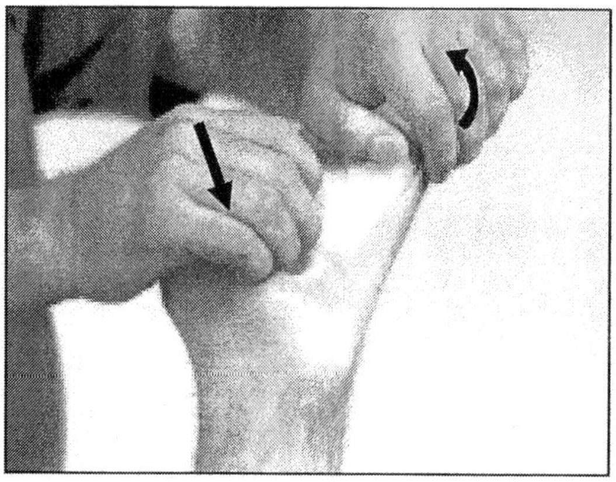

Tender Pt. — Habituellement à 3 cm en dessous et en arrière de la malléole interne.

Traitement — Patient en procubitus avec le pied en l'air.
Inversion- inversion extrême du calcaneum
Pronation- pronation modérée de l'avant-pied en contre rotation.

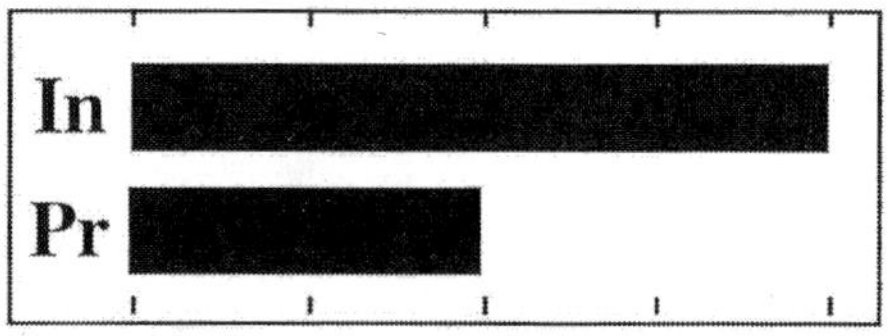

Calcaneum en Flexion (FCA)

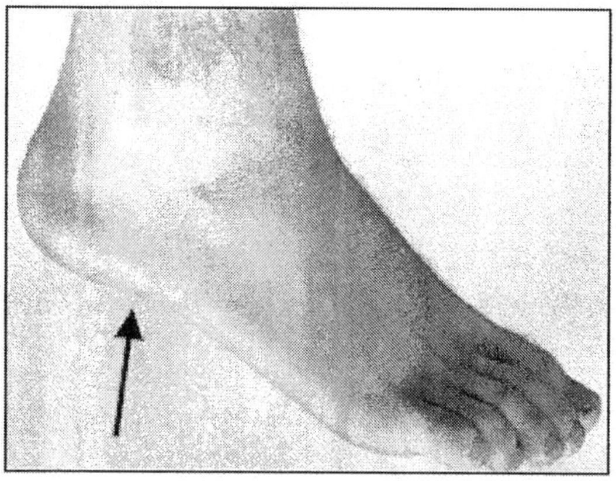

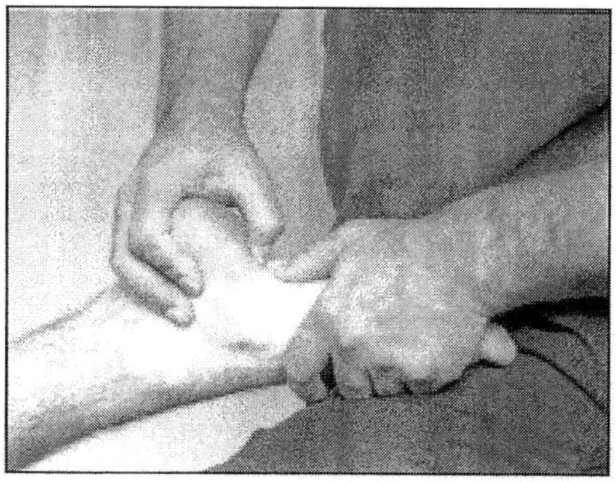

Tender Pt. — Sur la face plantaire du pied au niveau de l'extrémité antérieure du calcaneum.

Traitement — Patient en procubitus. Opérateur du côté de la dysfonction, pied sur la table. Le pied du patient est placé sur la partie proximale de la cuisse de l'opérateur près du creux inguinal pour intriduire une force d'extension dans la cheville ou le calcaneum du patient, et non dans ses metatarsiens.

Flexion- flexion plantaire MARQUEE du calcaneum sur les metatarsiens. L'opérateur saisit la partie postérieure du calcaneum du patient et tire le talon en direction distale avec une force de 10kg.

Flexion plantaire des métatarsiens tout en soulevant la cuisse de l'opérateur avec une force de 15kg.

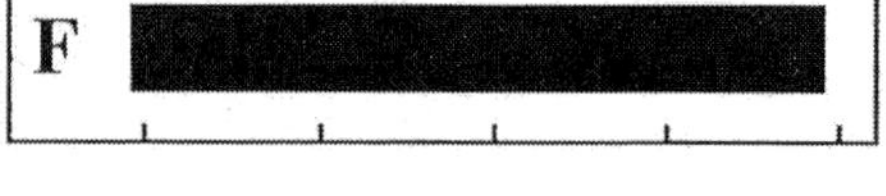

Talus (TAL)

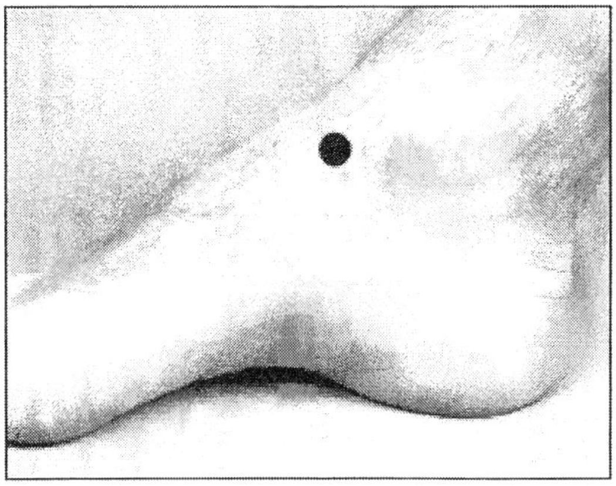

Tender Pt. — Sur la cheville médiale, en avant de la malléole interne sur le bord antérieur de l'astragale.

Traitement — Patient en procubitus ,pied en l'air.
Supination- légère du pied
Inversion- marquée de la cheville.

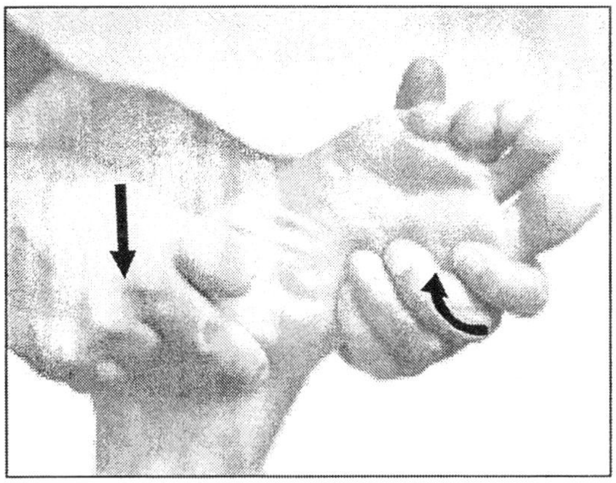

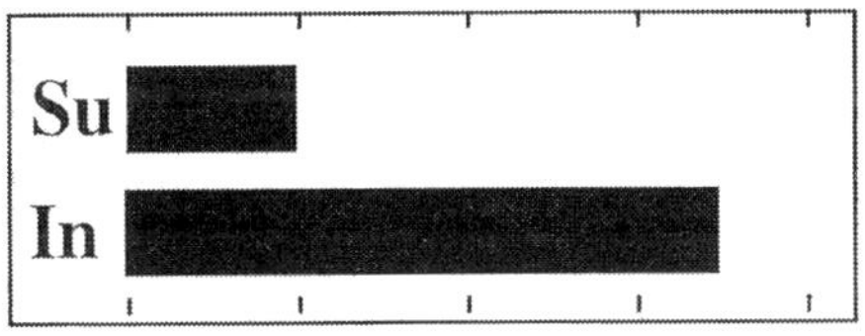

Cheville Latérale (LA)

Lateral Ankle

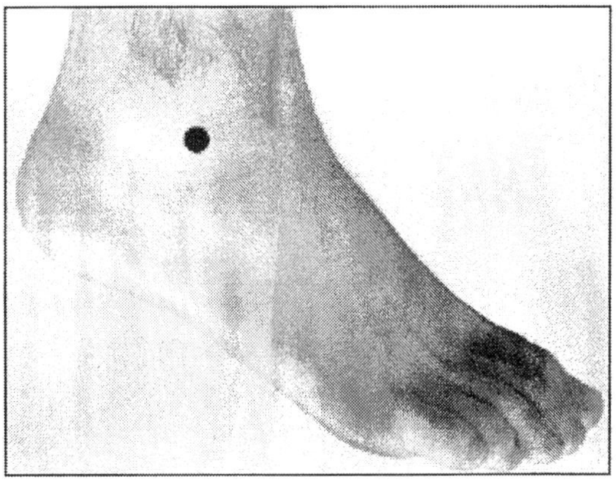

Tender Pts. — Dans une dépression,à 2cm en avant et en dessous de la malléole externe.

Traitement — Patient en procubitus, pied en l'air.
Eversion- marquée du calcaneum
Supination- variable

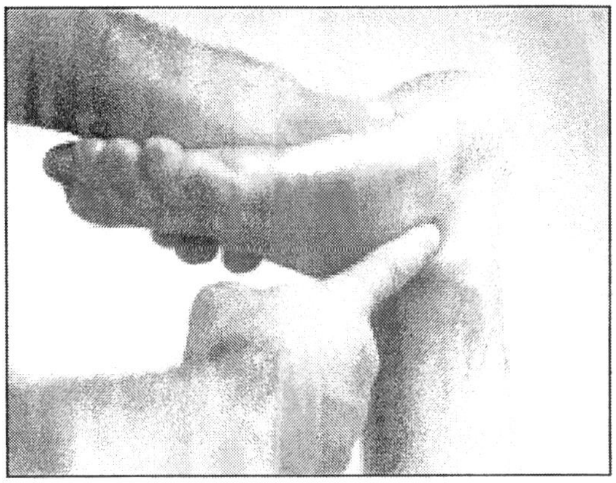

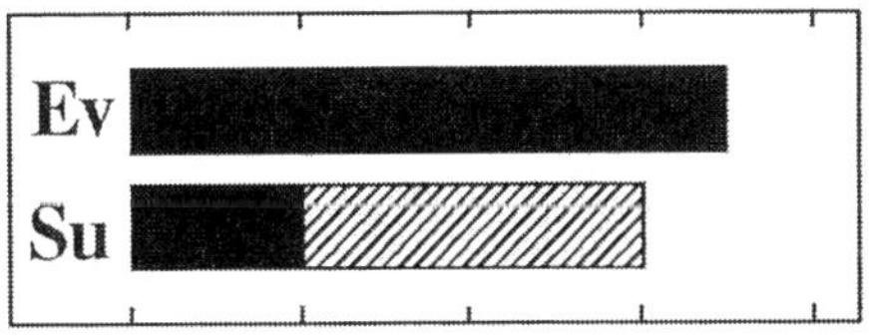

Calcaneum Latéral (LCA)

Tender Pt. Habituellement à 3 cm en dessous et en arrière de la malléole externe.

Traitement Patient en decubitus avec le genou étendu.
Eversion- hyper-eversion du calcaneum avec le pouce sur calcaneum médial poussant latéralement
Suppination- suppination modérée de l'avant pied en contre rotation.

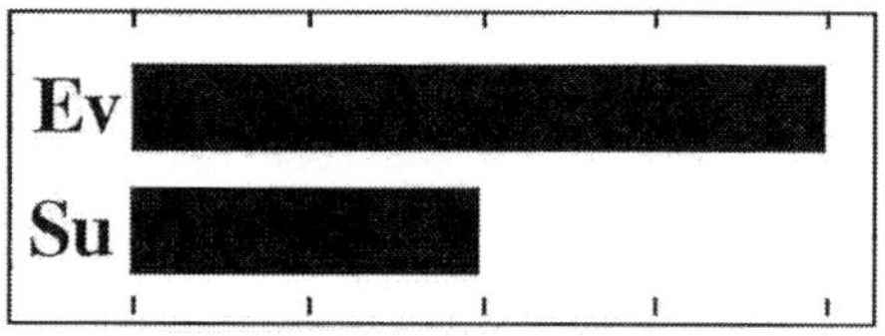

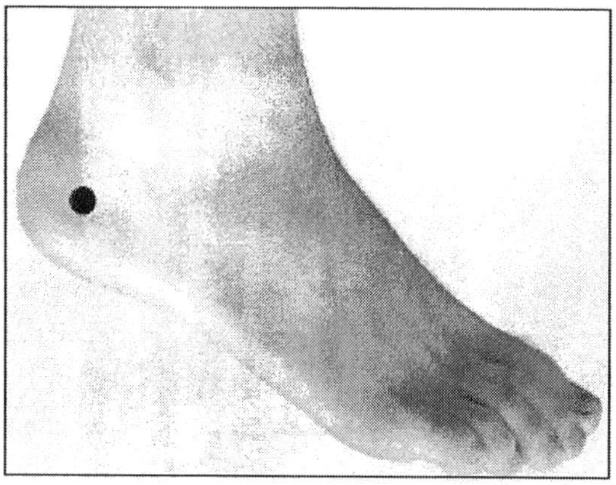

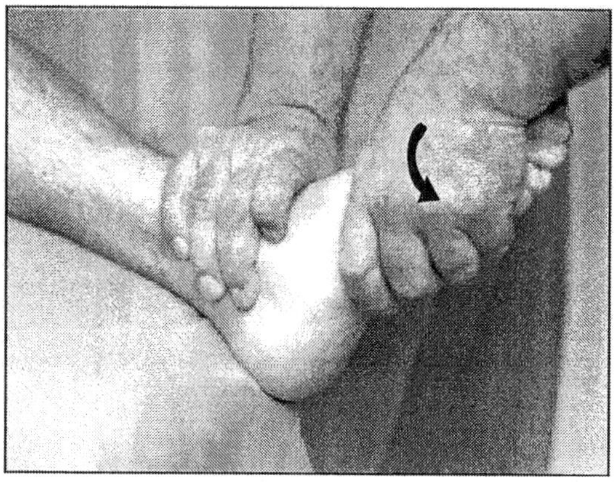

Cuboide Dorsal (DCU)

Tender Pt. 4 cm en avant et en dessous de la malléole externe.

Traitement Patient en decubitus. L'opérateur met l'avant pied du patient en suppination sur un pivot créé par le pouce de l'opérateur sur l'arche plantaire.
Suppination- modérée de l'avant pied.
Inversion- modérée de la cheville.

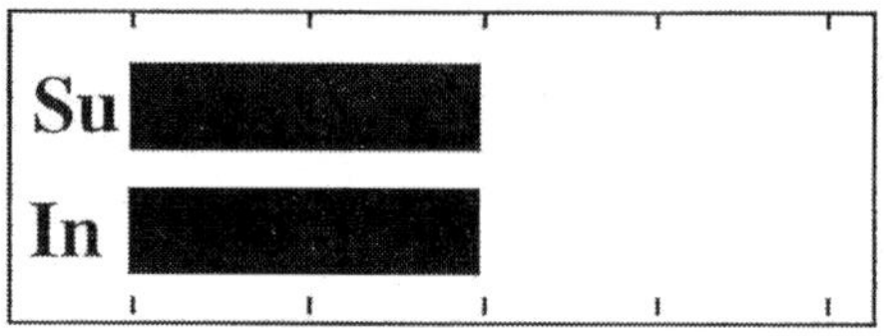

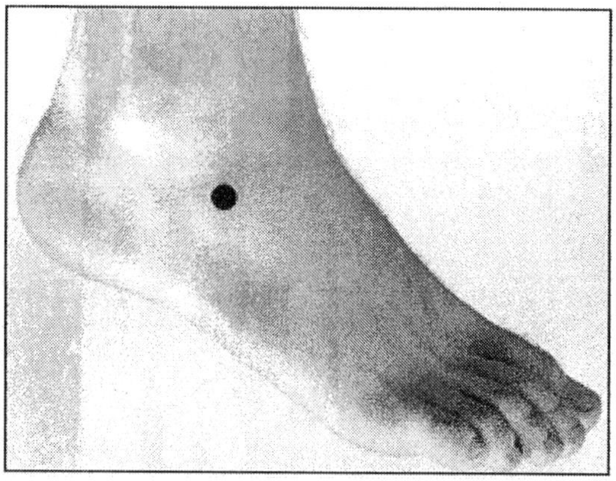

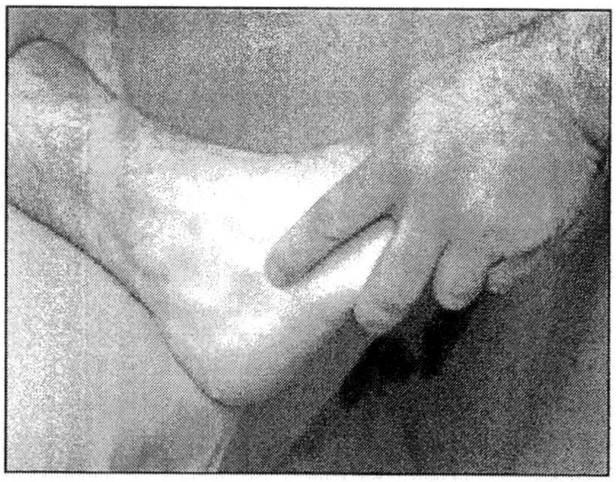

Naviculaire (NAV)

(Scaphoïde)

Tender Pt. Surface du pied près de l'
apex de l'arche interne sur la face médiale ou plantaire du scaphoïde.

Traitement Patient en procubitus, pied en l'air.
L'opérateur enveloppe le pied autour du tender point.
Flexion- habituellement plantaire, autour du scaphoïde
Suppination- de l'avant pied
Inversion- modérée de la cheville

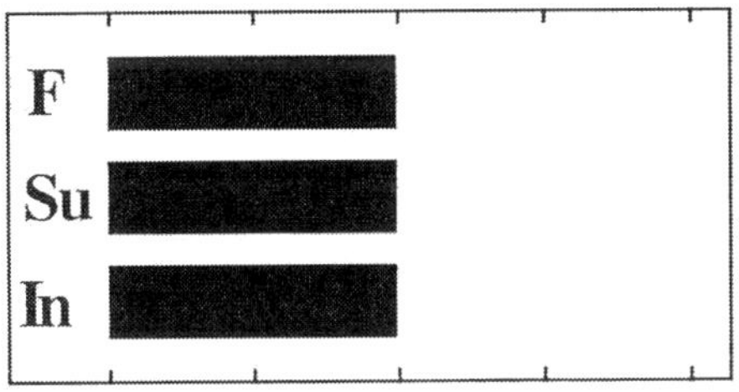

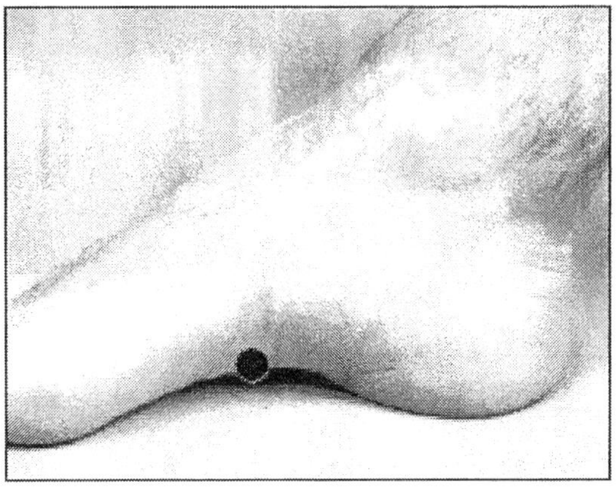

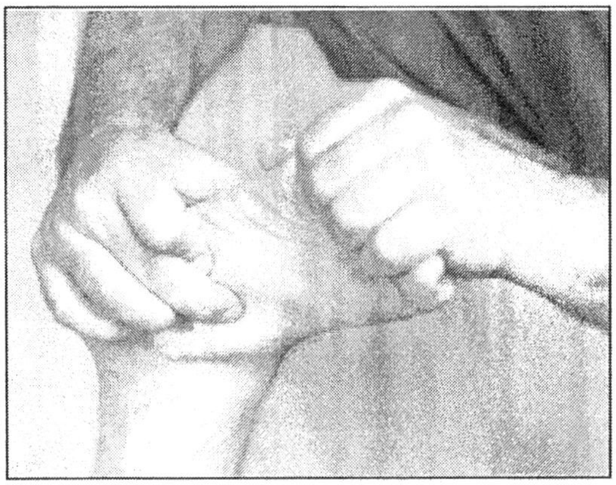

Premier Metatarsien en Flexion (M1)

Tender Pt. Sur la diaphyse du premer metatarsien,à proximité de l'articulation tarso-metatarsienne

Traitement Patient en procubitus, pied en l'air.
Le médecin est à côté du patient stabilisant le pied d'une main et mettant en suppination le gros orteil et le premier metatarsien. f
Suppination- du gros orteil et du premier metatarsien avec une force de 3 kg.

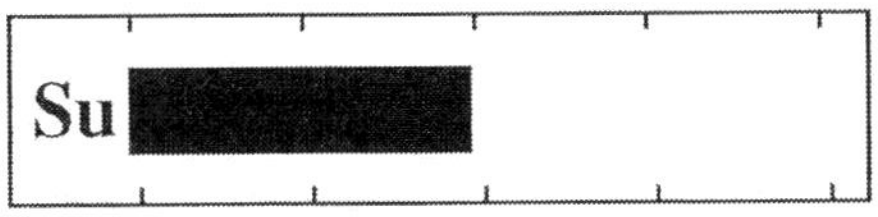

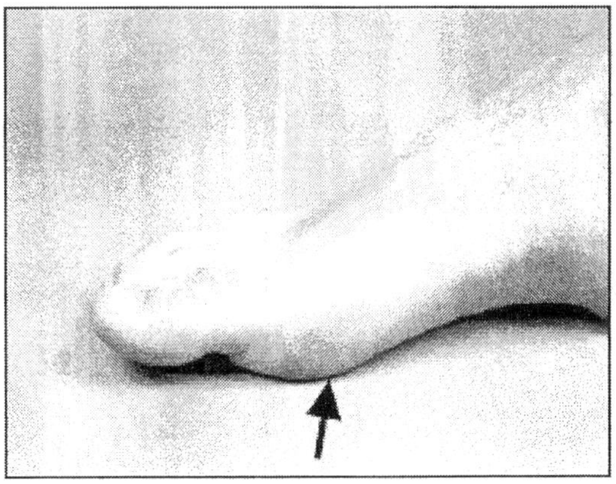

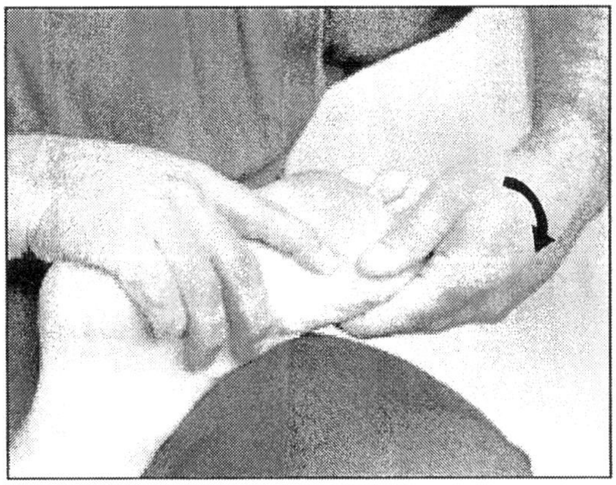

Deuxième-Quatrième Metatarsiens en Flexion (M2-4)

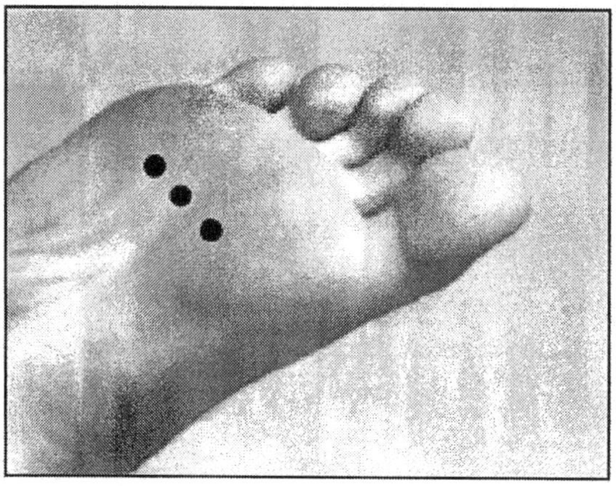

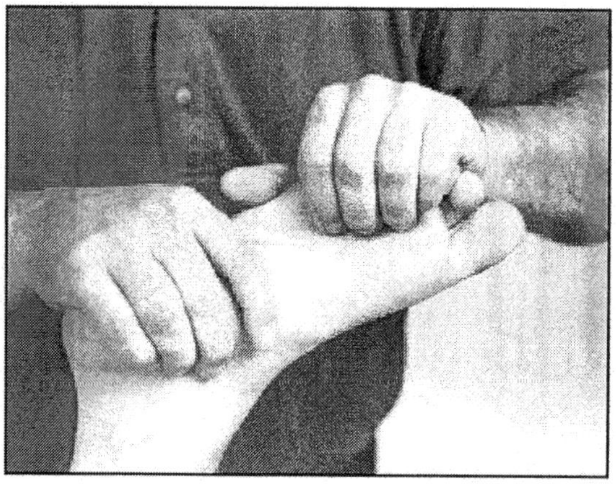

Tender Pts. Sur la plante des têtes proximales des 2-4èmes metatarsiens sur l'interligne metatarso-phalangien.

Traitement Patient en procubitus , pied en l'air. Opérateur à côté du patient stabilisant le pied d'une main tout en fléchissant et mettant en suppination la diaphyse du metatarsien traité.Une force de 3 kg est appliquée.
Flexion- modérée metatarse sur tarse
Suppination- modérée sur la diaphyse metatarsienne

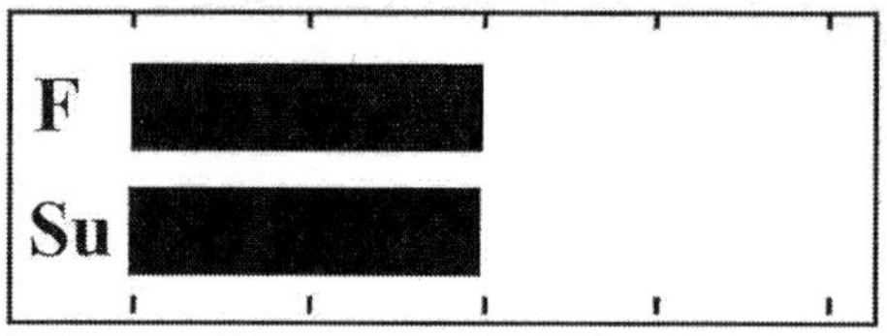

Cinquième Metatarsien en Flexion (M5)

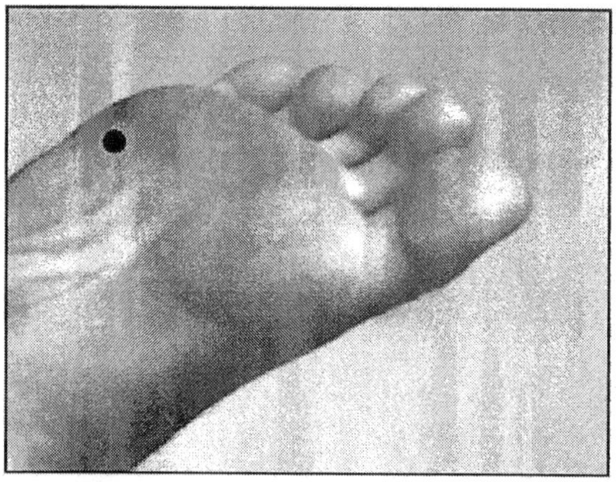

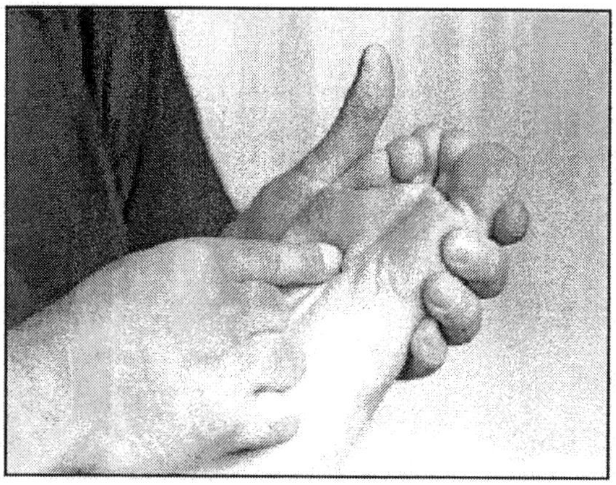

Tender Pt. Sur la diaphyse médiale du cinquième metatarsien,près de l'articulation metatarso-phalangienne

Traitement Patient en procubitus , pied en l'air. Opérateur à côté du patient,serrant le pied dans sa main.
Suppination- du 5ème metatarsien.
Pronation- du gros orteil induite par la compression des bords du pied.

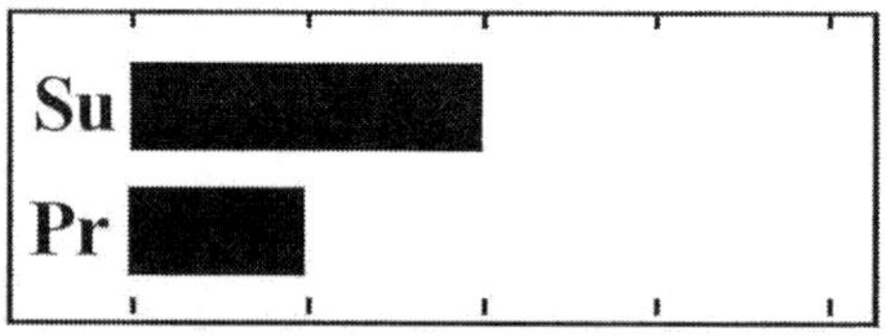

Bunion ou Sésamoïde Latéral (LSE)

Tender Pt. — Sur la face interne de l'articulation metatarso-phalangienne.Il peut se situer sur la face dorsale ou plantaire du pied.

Traitement — Flexion- dorsi ou planti flexion vers le TP
Rotation- interne ou externe pour le confort
Abduction- gros orteil par rapport à la ligne médiane du corps

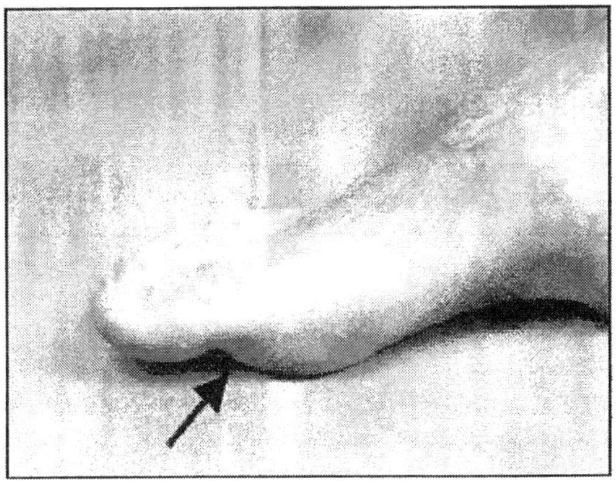

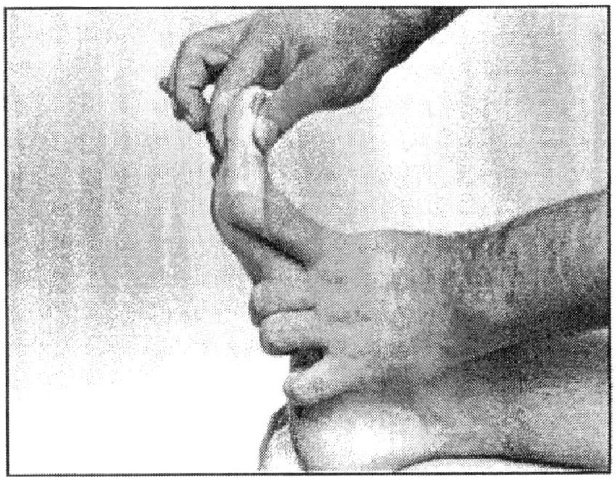

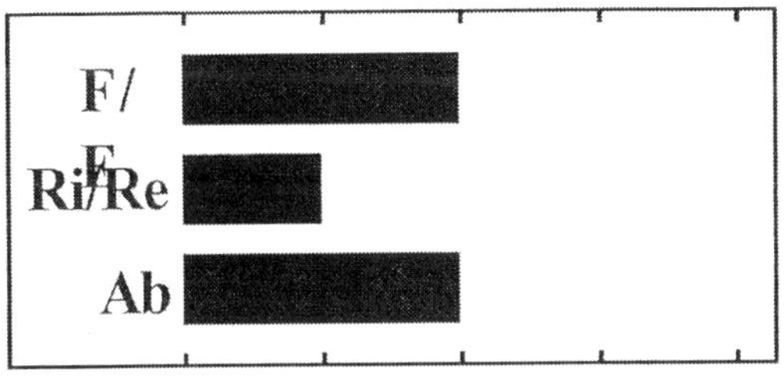

Notes

Tender Points Crâniens

En general, le traitment des tender points du crâne suit le principe du rapprochement des structures vers le tender point. La pression requise est en général légère à modérée. Les éléments les plus importants du traitement sont la localisation exacte du TP et l'introduction correcte de la direction et de l'amplitude de la force.

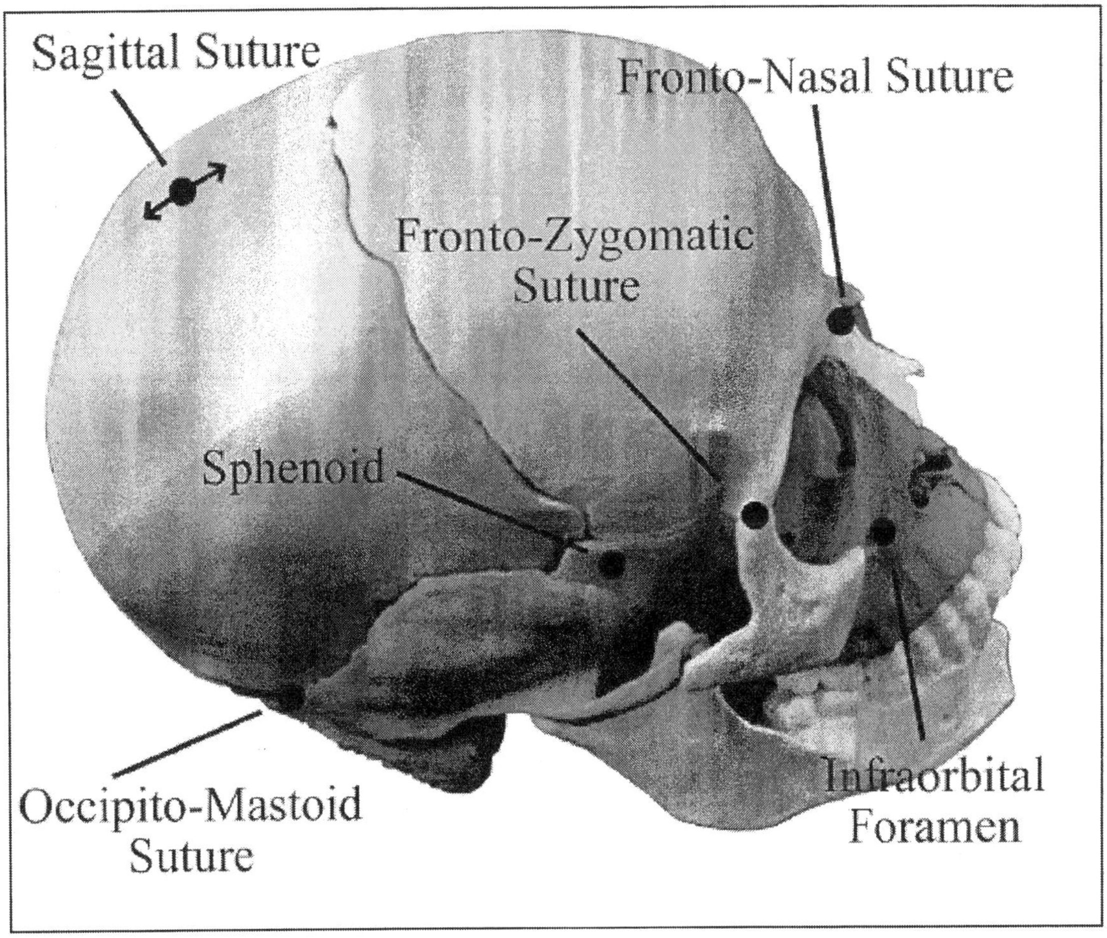

Suture Occipito-Mastoidienne (OMS)

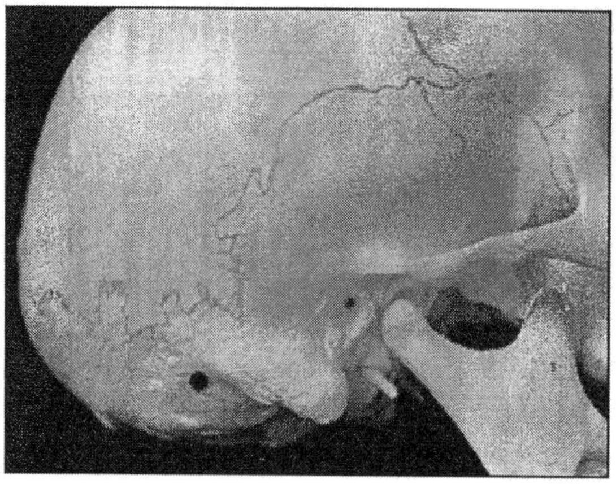

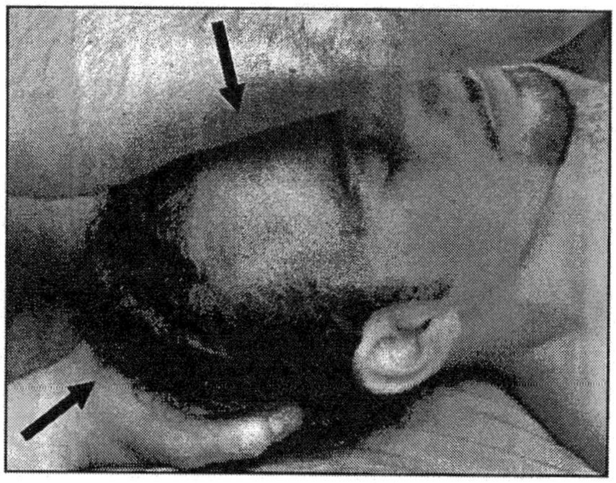

Tender Pt. Le long de la suture à la jonction des os occipital et mastoide. Le TP est bien palpé à l'aide de l'index.

Traitement Avec l'avant-bras appliquer une pression descendante vers le TP.Pression vers le TP avec l'index.
Compression- légère à modérée

C

Suture Sagittale (SS)

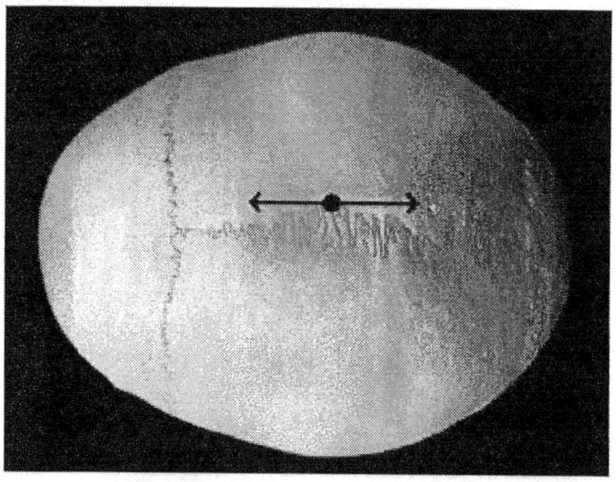

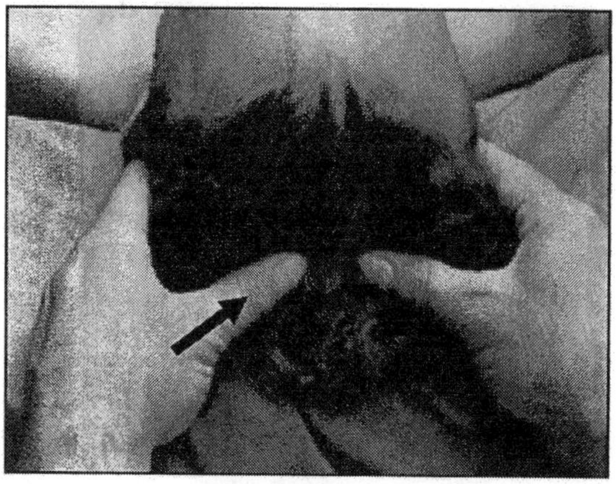

Tender Pt. Localisé sur l'os parietal de part et d'autre de la suture sagittale.

Traitement Patient en decubitus. Le pouce de l'opérateur appuie de gauche à droite rapprochant l'os pariétal gauche dans la direction d'un TP droit. Une contre pression légère peut être introduite par le pouce droit.
Compression- légère à modérée.

C

Foramen infra- orbital (IOF)

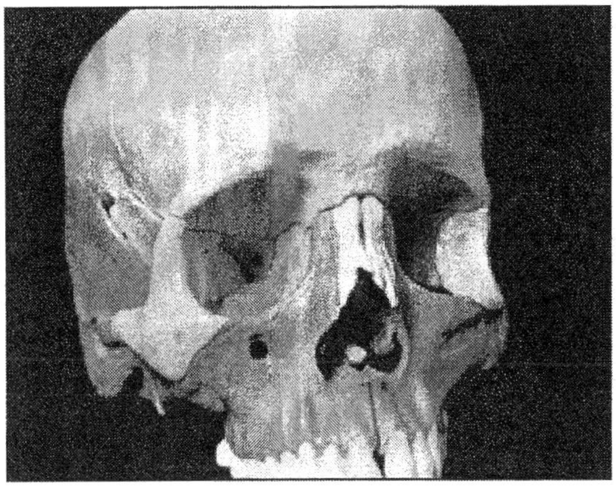

Tender Pt. Sur la région du foramen sous-orbital, approximativement à mi-chemin entre la suture maxillo-zygomatique et la cavité nasale

Traitement Patient en decubitus. Placer délicatement les eminences thénar et hypothénar sur les apophyses zygomatiques avec les doigts croisés.
Appliquer une pression en serrant les éminences thénar et hypothénar les unes contre les autres vers la ligne médiane tout en exerçant une traction antérieure pour tenter de "soulever" les os. (En "toile de tente")

Compression- légère à modérée
Traction- antérieure douce.

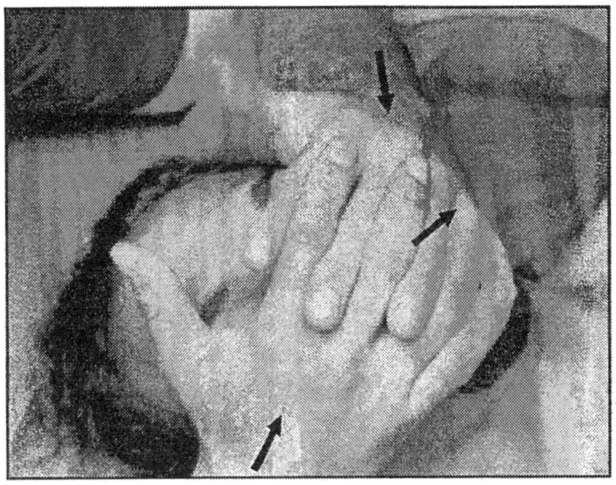

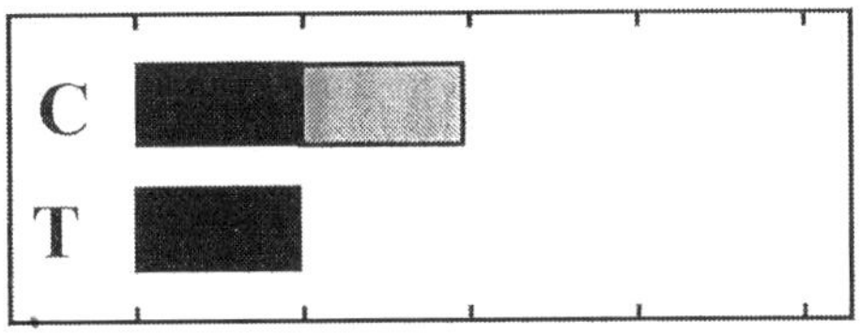

Suture Fronto-Nasale (FNS)

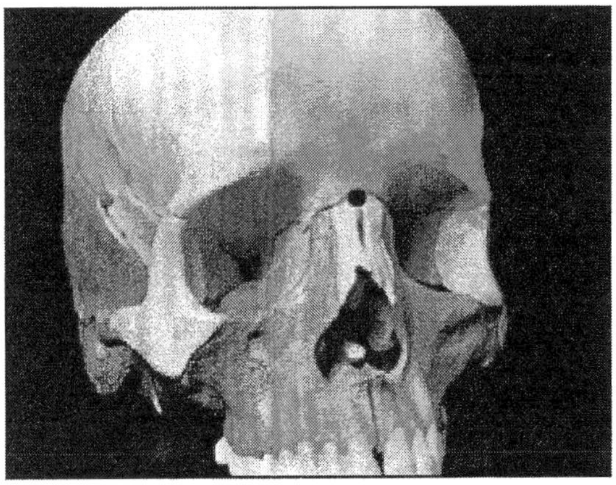

Tender Pt. Sur la suture fronto-nasale. Habituellement sur la ligne médiane mais peut être localisé de part et d'autre

Traitement Patient en decubitus.Appliquer vers le TP une pression avec les pouces (de gauche à droite pour un TP droit).L'avant-bras gauche peut assister doucement la manoeuvre en poussant vers l'intérieur.L'index droit est utilisé pour l'ajustement fin plutot que pour une pression pure.

Compression- douce

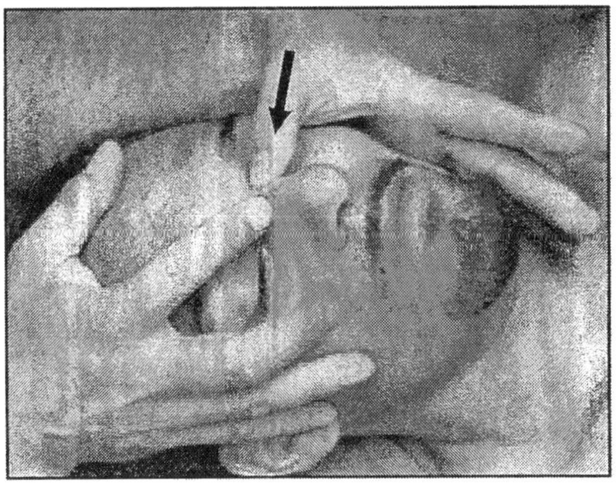

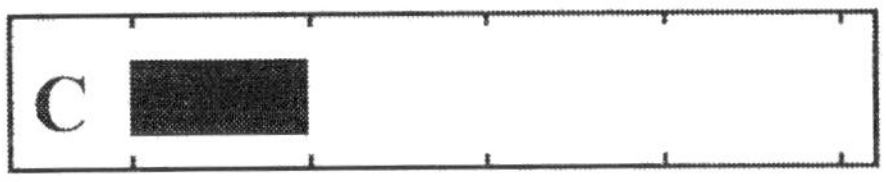

Sphénoide (SPH)

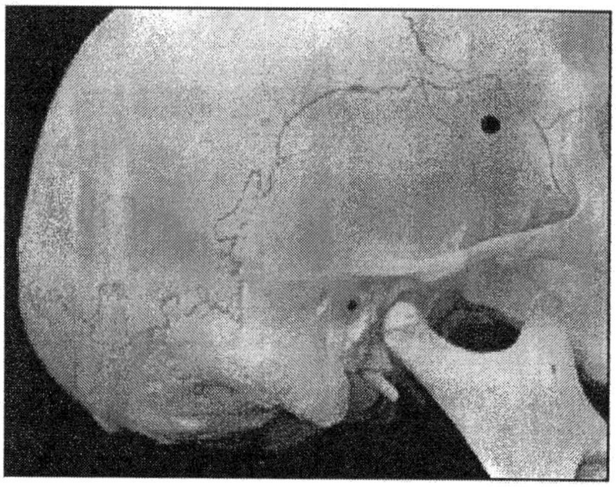

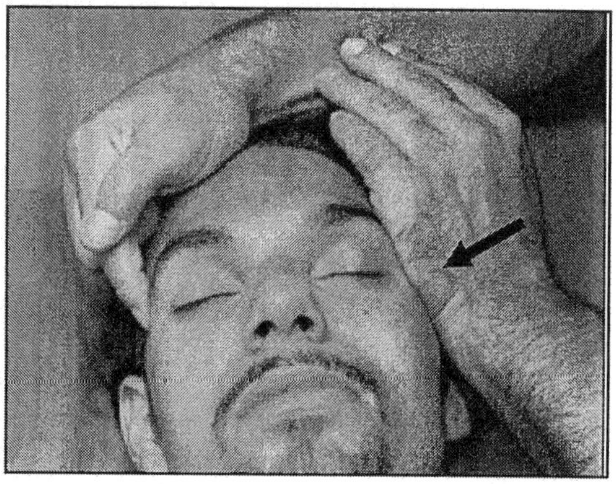

Tender Pt. Sur la grande aile du sphénoide

Traitement Patient en decubitus.La main à plat pousse sur le sphénoïde dans la direction du TP alors que les doigts placés sur le TP assistent la stabilisation.La pression est appliquée avec la main opposée (pisiforme) sur la grande aile du sphénoïde en direction du TP.

Compression- douce

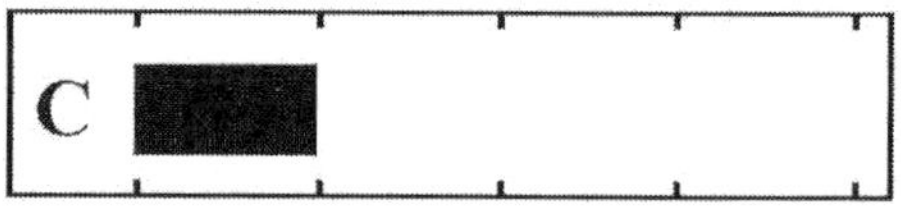

Suture Fronto-Zygomatique (FZS)

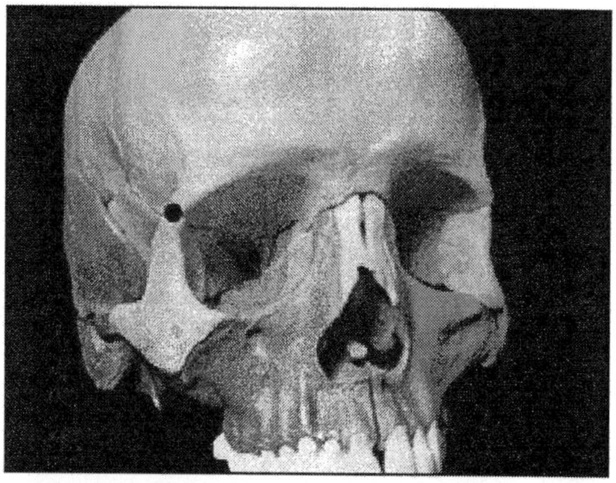

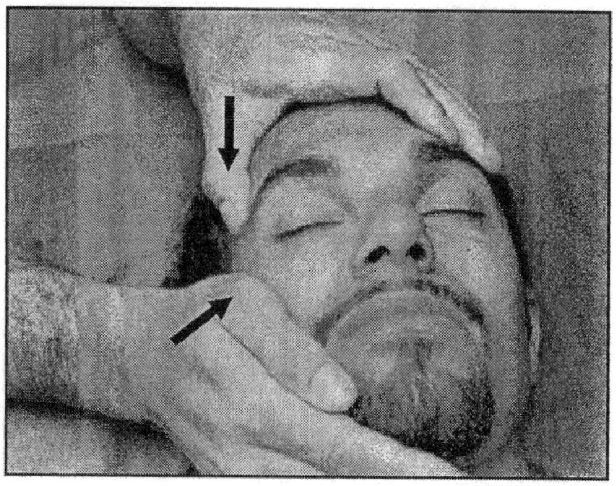

Tender Pt. A cheval sur la suture fronto-zygomatique.

Traitement Patient en decubitus.La main supérieure empaume l'os frontal aussi largement que possible. La main inférieure est placée largement sur le zygoma,le maxillaire et la mandibule de manière curviligne.
On rapproche les deux mains en poussant les coudes vers le TP.

Compression- légère à modérée

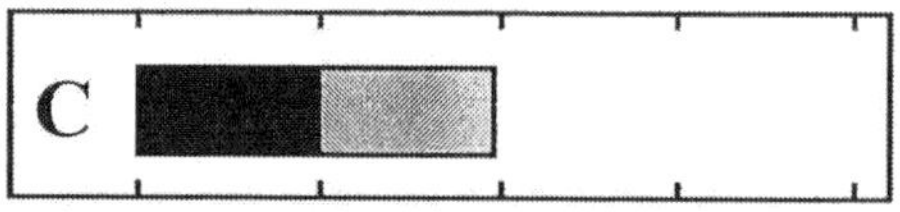

RESOLUTION DE PROBLEMES CLINIQUES OSTEOPATHIQUES

L'approche de soins ostéopathiques du patient considère celui-ci comme l'intégration d'une entité avec des relations dynamiques entre la stucture et la fonction. La résolution des problèmes commence par une anamnèse détaillée et un examen physique pour envisager toutes les étiologies possibles en rapport avec le status clinique de santé actuel du patient . D'un point de vue ostéopathique, des maladies ou des blessures anciennes laissent leurs marques sur la structure et la fonction,rendant le patient souvent plus vulnérable aux problèmes à venir. Même une naissance banale peut être considérée comme un évènement potentiellement traumatisant dans l'histoire du patient.

Dans l'approche ostéopathique de la résolution des problèmes,les mplaintes du patient sont évaluées de façon indépendante, problèma après problème, ainsi qu'à la lueur de leurs relations globales avec la structure et la fonction.Ceci requiert un examen segmentaire local ainsi qu'un examen des structures plus distales pour une observation clinique pertinente. Des structures distales peuvent avoir des relations primaires(causales) ou secondaires avec la localisation du maître symptome du patient. De telles associations peuvent être reliées mécaniquement (ex: tendinite), neurologiquement (ex: radiculopathie), ou visceralement (ex: angine).

Par exemple, un problème d'épaule peut être une atteinte locale de la capsule ou des insertions myotendineuses , ou à un problème plus distal de la cage thoracique, du défilé thoracique, de la colonne cervicale, de la vésicule biliaire, ou des extenseurs de la hanche opposée.Une bonne anamnèse et un examen physique doivent permettre de dégager ces problèmes potentiels et aider à localiser la nature clinique de la plainte principale du patient.

La prise en charge des problèmes associés à la plainte principale du patient peut nécessiter une intervention extérieure ou la référence à un spécialiste pour un traitement approprié telle qu'une cholécystite aigûe ou une fracture de fatigue.Dans ces situations, le traitement manipulatif ostéopathique peut également se révéler utile en tant que thérapeutique adjuvante.Dans de nombreux cas, le diagnostic et le traitement ostéopathique seuls sont efficaces pour aborder les divers aspects mécaniques, neurologiques et viscéraux ainsi que les interrelations avec la plainte principale du patient.

CANEVAS DE RESOLUTION DE PROBLEMES OSTEOPATHIQUES

Un examen systématique ostéopathique réalisé dans le but de déterminer les zones à problème du patient devrait inclure: 1) analyse de la marche 2)examen de la région pour évaluer les repères structuraux,la résistance des tissus,et la mobilité.En plus de l'examen neurologique et orthopédique standard,des tests ostéopathiques spécifiques devraient être rajoutés pour dépister une éventuelle compression nerveuse et des signes de tension myofasciale ou dure-merienne.Diverses approches pour localiser des zones de restriction primaire dans le corps ou les structures viscérales peuvent également être incorporées y compris la palpation des effets périphériques de l'impulsion rythmique crâniale(IRC) ou techniques d'ecoute. De plus, des réflexes viscerosomatiques de Chapman peuvent être présents ,signifiant ainsi la présence d'influences viscérales au sein du système musculo-squelettique du patient.

L'examen ostéopathique et segmentaire permettent de localiser les problèmes au niveau de zones bien définies et définissent leurs caractéristiques structurelles et fonctionnelles de sorte que des thérapeutiques spécifiques puissent s'y appliquer. La prise en charge globale du patient demande la prise en consideration de l'interrelation entre les divers problèmes identifiés, de même que la prévention des risques potentiels associés.

EXAMEN DU PATIENT ADULTE

TESTS DE TRIAGE: Pour localiser les problèmes régionaux

1. Analyse de la marche:

pronation de l'avant-pied
eversion de la cheville
rotation du genou et extension
extension de la hanche
décalage pelvien/mobilité
Latéroflexion lombaire
Mobilité de la cage thoracique
position des épaules
Balancement des bras
position de la tête

2. Repères statiques

Scoliose
Cyphose
Lordose
Tête
Epaule
Omoplate
Crête iliaque
Trochanter
Pieds

3. Resistance des tissus à la pression

4. Tests dynamiques

Debout
- Pelvis
  - Test de la cigogne
- Lombaire
  - Rotation
  - Latéroflexion
  - Flexion
- Extrémités inférieures
  - Décalage des hanches
  - Test monopodal
  - Extension du genou

Assis
- Extrémités supérieures
  - Avant-bras
  - Pronation
- Cage thoracique
  - Latéroflexion
  - Rotation
  - Flexion/extension
- Colonne Cervicale
  - Latéroflexion
  - Rotation
  - Flexion/extension

En decubitus
- Pelvis
  - Test de Traction
  - Balancement Pelvien
- Colonne Thoracolombaire
  - Test assis-debout
- Tête et colonne cervicale
  - Soulèvement de la tête
  - Abduction de la Mandibule
  - Soulèvement de la Voûte
- Extrémité supérieure
  - abduction des épaules
- Extrémité inférieure
  - Latéroflexion
- Cage thoracique
  - Mouvement Respiratoire
  - Compliance sternale

En procubitus
- Pelvis
  - Balancement sacré
  - Extension de la hanche
- Colonne thoracique
  - Push-up

Sur le côté
- Extrémité inférieure
  - Abduction de la hanche

TESTS MINUTIEUX: Pour localiser segmentairement, les endroits exacts de dysfunction

1. "Ecoute"Globale
2. Reflections périphériques de l'Impulsion Rythmique Crâniale sur les zones plus proximales de fonction asymétrique
3. Anomalies de la texture tissulaire

Moiteur
Temperature
Dureté
Couleur

TESTS SEGMENTAIRES: Pour caractériser la dysfonction structurellement et fonctionellement

Cheville/pied
Genou
Hanche/Creux inguinal
Pelvis
Sacrum
Colonne lombaire
Colonne thoracique
Cage thoracique
Colonne cervicale
Tête
Sternoclaviculaire
Acromioclaviculaire
Glenohumérale
Coude
Poignet/main

Emploi du Temps
Counterstrain A- Jour 1

8:00	*(9:00)*	information sur les cours et introductions
8:15	*(9:15)*	Definitions •Counterstrain •Tender points versus trigger points • Technique indirecte
8:30	*(9:30)*	Historique des techniques de counterstrain
8:45	*(9:45)*	Théorie de Counterstrain : Modèles etmécanismes
9:15	*(10:15)*	Méthode de traitement par Counterstrain
9:45	*(10:45)*	Break
10:00	*(11:00)*	*Travaux pratiques-* tender points thoraciques antérieurs, diagnostic et traitement
11:45	*(12:45)*	Déjeûner
13:00	*(14:00)*	*Travaux pratiques-* tender points thoraciques postérieurs, diagnostic et traitement
14:45	*(15:45)*	Break
15:00	*(16:00)*	*Travaux pratiques-* tender points des côtes antérieures, diagnostic et traitement
17:00	*(18:00)*	Fin

Emploi du Temps
Counterstrain A- Jour 2

8:00	*(9:00)*	Questions
8:15	*(9:15)*	*Travaux pratiques-* tender points de côtes postérieures, diagnostic et traitement
9:45	*(10:45)*	Break
10:00	*(11:00)*	*Travaux pratiques-* tender points cervicaux antérieurs, diagnostic et traitement
11:45	*(12:45)*	Déjeûner
13:00	*(14:00)*	*Travaux pratiques-* tender points cervicaux postérieurs, diagnostic et traitement
14:30	*(15:30)*	Break
15:00	*(16:00)*	*Travaux pratiques-* tender points lombaires antérieurs et pelviens, diagnostic et traitement
17:00	*(18:00)*	Fin

Emploi du Temps
Counterstrain A- Jour3

8:00	*(9:00)*	Questions
8:15	*(9:15)*	*Travaux pratiques*- tender points lombaires postérieurs, diagnostic et traitement
9:45	*(10:45)*	Break
10:00	*(11:00)*	*Travaux pratiques*- tender points pelviens postérieurs, diagnostic et traitement
11:45	*(12:45)*	Déjeûner
13:00	*(14:00)*	Intégration clinique et résolution de problèmes
15:00	*(16:00)*	Fin

Emploi du Temps
Counterstrain B- Jour 1

8:00	*(9:00)*	information sur les cours et introductions
8:15	*(9:15)*	counterstrain :révision de théorie et méthode
9:45	*(10:45)*	Break
10:00	*(11:00)*	*Travaux pratiques-* tender points de la région axillaire, diagnostic et traitement
11:45	*(12:45)*	Déjeûner
13:00	*(14:00)*	*Travaux pratiques-* tender points de l'épaule, diagnostic et traitement
14:45	*(15:45)*	Break
15:00	*(16:00)*	*Travaux pratiques-* tender points de l'extrémité supérieure, diagnostic et traitement
17:00	*(18:00)*	Fin

Emploi du Temps
Counterstrain B- Jour 2

8:00	*(9:00)*	Questions
8:15	*(9:15)*	*Travaux pratiques-* tender points du poignet et de la main, diagnostic et traitement
9:45	*(10:45)*	Break
10:00	*(11:00)*	*Travaux pratiques-* tender points de la hanche, diagnostic et traitement
11:45	*(12:45)*	Déjeûner
13:00	*(14:00)*	*Travaux pratiques-* tender points du genou antérieur, diagnostic et traitement
14:45	*(15:45)*	Break
15:00	*(16:00)*	*Travaux pratiques-* tender points du genou postérieur, diagnostic et traitement
16:00	*(17:00)*	*Travaux pratiques-* tender points de la cheville et du pied, diagnostic et traitement
17:00	*(18:00)*	Fin

Emploi du Temps
Counterstrain B- Jour 3

8:00	*(9:00)*	Questions
8:15	*(9:15)*	*Travaux pratiques*- tender points de la cheville et du pied, diagnostic et traitement (suite)
9:45	*(10:45)*	Break
10:00	*(11:00)*	*Travaux pratiques*- tender points du crâne, diagnostic et traitement
11:45	*(12:45)*	Déjeûner
13:00	*(14:00)*	Intégration clinique et résolution de problèmes
15:00	*(16:00)*	Fin

OUVRAGES SOUS PRESSE

COLLECTIONS DE LA SFIMMS EN MEDECINE NEUROMUSCULOSQUELETTIQUE

AUTEURS: Harry Friedman D.O., Wolfgang Gilliar D.O., Jerel Glassman D.O.

L'approche osteopathique des soins au patient offre au praticien une variété d'options de résolution de problèmes et de traitements. Le développement de l'habileté palpatoire établit une base pour l'évaluation diagnostique de la fonction neuromusculosquelettique et son rôle intégratif dans le maintien de la santé et de sa capacité à surmonter la maladie. En pratique le traitement ostéopathique et la résolution de problèmes s'intègrent dans une approche holistique qui prend en compte la réponse thérapeutique de l'ensemble du patient.Diverses méthodes de diagnostic et de traitement ont éré développés afin d'optimiser les résultats.

Ces collections de médecine manipulative ostéopathique présentent un cours global d'instruction, incluant la théorie,la palpation, le diagnostic et la traitement.L'étudiant averti appréciera le détail et la clarté de la présentation du sujet et la séquence des présentations pratiques.Des photos rapprochées de bonne qualité décrivent fidèlement les travaux pratiques utilisant des modèles humains et anatomiques. Les trois volumes suivants de médecine manipulative ostéopathique sont disponibles.

APPROCHE DE COUNTERSTRAIN EN MEDECINE MANIPULATIVE OSTEOPATHIQUE

* Manuel d'instruction pour les niveaux de base et intermédiaire (48 heures de cours)
* Principes théoriques de technique indirecte et de relâchement spontané par positionnement
* Application diagnostique de la palpation des tender point pour chaque région du corps
* Nombreuses variantes présentées pour chaque tender point

APPROCHES EN MYOFASCIAL ET FASCIO-LIGAMENTAIRE EN MEDECINE MANIPULATIVE OSTEOPATHIQUE

* Manuel d'instruction pour niveaux de base et avancé (48 heures de cours)
* Anatomie et physiologie détaillées en tissu conjonctif
* Principes théoriques en relâchement myofascial et fascio-ligamentaire
* Approches diagnostiques et traitements pour chaque région du corps, incluant un examen systématique myofascial
* Manoeuvres por optimiser le relâchement et techniques à opérateurs multiples
* Inclut les approches des Dr Ward, Chila, Becker, Barral et Sutherland

APPROCHES DE MEDECINE MANIPULATIVE OSTEOPATHIQUE AU MECANISME RESPIRATOIRE PRIMAIRE

* Manuel d'instrucyion basique,intermédiaire et de perfectionnement (112 heures de cours)
* Relations anatomiques et principes physiologiques sous-jacentes au concept crânial
* Exercices de palpation pour favoriser le toucher diagnostique au travers du corps
* Approches diagnostiques et traitement centrés sur les fluides,les membranes(dure-mère), les aspects musculaire,articulaire et osseux du mécanisme crânial, incluant un examen systématique crânial
* Inclut des techniques à opérateurs multiples ainsi qu'une approche chez les nourrissons et l'enfant

SFIMMS.com
admin@sfimms.com

Made in United States
Orlando, FL
04 November 2026

90201382R00061